中国历代医家及抗击疫病事迹选编

主编 银 洁 焦珞珈

全国百佳图书出版单位

中国中医药出版社

·北 京·

图书在版编目（CIP）数据

中国历代医家及抗击疫病事迹选编 / 银洁，焦珞珈主编. -- 北京：中国中医药出版社，2025.9.

ISBN 978-7-5132-9472-0

Ⅰ. R254.3-092

中国国家版本馆CIP数据核字第2025AY1434号

中国中医药出版社出版

北京经济技术开发区科创十三街 31 号院二区 8 号楼

邮政编码　100176

传真　010-64405721

保定市西城胶印有限公司印刷

各地新华书店经销

开本 880×1230　1/32　印张 8.5　字数 163 千字

2025年9月第1版　2025年9月第1次印刷

书号　ISBN 978-7-5132-9472-0

定价　39.00元

网址　www.cptcm.com

服 务 热 线　010-64405510

购 书 热 线　010-89535836

维 权 打 假　010-64405753

微信服务号　zgzyycbs

微商城网址　https://kdt.im/LIdUGr

官 方 微 博　http://e.weibo.com/cptcm

天猫旗舰店网址　https://zgzyycbs.tmall.com

如有印装质量问题请与本社出版部联系（010-64405510）

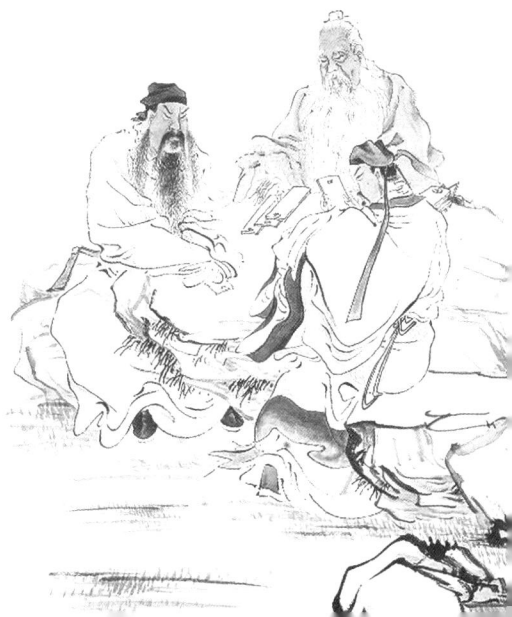

纵观人类文明发展史，疫病的威胁始终如影随形，成为社会发展进程中不可忽视的现象。自古以来，每当疫病肆虐，医家们便挺身而出，以智慧与医术，为苍生带来生命的曙光。中医药学的发展史，如一幅波澜壮阔的画卷，更是一部不朽的抗疫史诗。

在历史的浩瀚长河中，涌现出无数杰出的医家，他们运用精湛的技艺，洞悉病情，因人而异地制订治疗方案，使疫病得到有效控制。他们不仅医术高超，更善于创新，如明代医家吴又可，其独到的"戾气"致病理论，为认识疫病开启了新篇章；清代医家叶天士，创立了卫气营血辨证，为疫病的治疗提供了新的思路与方法……这一切，都为中医药的发展注入了源源不断的活力，更为后世留下可复制、可参考、可借鉴的宝贵经验，如今仍泽被华夏儿女。

为深入挖掘历代医家的光辉事迹，启迪后人，我们精心选取了具有代表性的医家，对他们的抗疫事迹进行整理。

全书分为4篇。第一篇，我们追溯至中医抗疫的"萌芽期"。从战国至唐代，医学家们在混沌中奠基，为治疫而生的一代医圣张仲景、外科圣手华佗等医学家勇于探索，勤于实践，为中医药抗疫事业奠定了坚实的基础。第二篇，我们回望中医抗疫的"成长期"。宋、金、元时期，学术争鸣，医书校正者孙兆、伏气温病研究者韩祗和等名医的传奇经历令人惊叹。他们不断积累经验，丰富理论，为中医药抗疫事业持续注入能量。第三篇，我们聚焦于中医抗疫的"成形期"。明、清时期的名医们，如李时珍、张凤逵、戴天章等，他们的卓越成就和无私奉献，推动中医药抗疫事业继续发展，达到了新的高度。第四篇，我们回顾中医抗疫的"发展期"。晚清、民国时期，中西文化碰撞、交融，名医们如雷丰、张锡纯等，积极面对新形势、新挑战，不断创新发展，为中医药抗疫事业谱写了新的篇章。

由于时间仓促和水平有限，书中难免存在疏漏之处，我们诚挚地邀请各位读者指正。希望本书的出版，能够为中医药事业的传承、创新和发展贡献力量。

《中国历代医家及抗击疫病事迹选编》编委会

2025 年 6 月

目　录

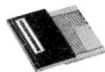

第 一 篇

中医抗疫 "萌芽期"

（战国至唐）

　　战国时期，诸侯纷争，战乱频繁，疫病肆虐。医者们在实践中逐渐发现，某些草药对疫病的治疗有着神奇的效果。他们将这些草药进行配伍，创制了许多具有抗疫功效的方剂。这些方剂不仅在当时广为流传，而且对后世的中医药学发展产生了深远的影响。

　　到了晋代，中医药学已经初具规模。医者们在继承前人经验的基础上，开始注重疾病的预防与调养。他们倡导养生之道，提倡饮食有节、起居有常，以增强人体抵抗力，预防疫病的发生。此外，他们还注重观察疫情的变化，及时采取应对措施，有效地控制了疫病的蔓延。

　　隋唐时期，中医药学得到了进一步的发展。随着丝绸之路的开通，中医药学开始与外来医学进行交流与融合。医者们在吸收外来医学精华的同时，也在不断完善自身的理论体系和实践技能。他们不仅在治疗疫病方面取得了显著的成果，在预防保健、康复调养等方面也做出了卓越的贡献。

为治"疫"而生的一代医圣

——张仲景

东汉末年，有一位"不务正业"的官家子弟，因崇敬扁鹊而对医学心生向往，即便贵为一方太守，仍为民行医。他博览群书，在治病过程中大量收集民间验方，不断总结经验，认真研究探索，经过几十年的收集、整理和钻研，他写出了中国第一部临床治疗学方面的巨著——《伤寒杂病论》。这是中国第一部从理论到实践、确立辨证论治法则的医学专著，是中国医学史上影响较大的著作之一，也是后学者研习中医必备的经典著作。他的医学成就，穿越了时间，超越了国界。他就是被称为"医中之圣，方中之祖"的张仲景。

一、不为良相，愿为良医

张仲景（生于 150 ～ 154 年，死于 215 ～ 219 年），名机，字仲景，河南南阳人，东汉末年医学家，被后世尊称为"医圣"。他出生在一个世代官宦的大族，自小就钟爱读书，当同龄人每天爬树掏鸟蛋时，他总是在书房里钻研。其父亲张宗汉曾在朝为官，希望他也能读书入仕，将来谋个一官半职，光耀门庭。但他不爱读科考之书，反而爱读医书，尤其喜欢研读《史记·扁鹊仓公列传》，而且以扁鹊为人生偶像。《伤寒杂病论·张仲景原序》中记载了他读到扁鹊望诊齐桓公的故事时的心情："余每览越人入虢之诊，望齐侯之色，未尝不慨然叹其才秀也！"

在那个注重门第出身的时代，医生并非好的就业选择，而张仲景作为大族子弟，如果选择出仕，迎接他的将会是大好前程。面对人生抉择，面对父辈的殷切盼望和自己的兴趣志向，少年张仲景一度陷入了迷惘。最终，他选择了坚守初心，立志学医。

10岁那年，他拜师同郡名医张伯祖，从药童做起，开始了他的学医之路。张伯祖以其医术精湛，在当时很有名气，宋代张杲《医说》云："张伯祖，南阳人也，志性沉简，笃好方术，诊处精审，疗皆十全，为当时所重。同郡张仲景，异而师之，因有大誉。"张仲景聪明好学，律己极严，白天不畏险难登山采药，严格按要求捣药、煎药，晚上则在灯烛下熬夜记录、总结，从不敢有丝毫懈怠，真正做到了闻鸡起舞、披星戴月。张伯祖非常喜欢这个聪颖刻苦的学生，时时将他带在身边言传身教，将毕生行医积累的丰富经验，毫无保留地传给了他。历经十余年苦学，张仲景青出于蓝而胜于蓝，当时世人称赞他"识用精微过其师"。何颙曾在《襄阳府志》中赞叹道：

"仲景之术，精于伯祖。"

何颙是张仲景的同乡，是东汉有名的预言家，看人很准，料事如神，《太平御览·何颙别传》评价他"先识独觉，言无虚发"。他很欣赏张仲景，在张仲景因人生抉择陷入两难境地时，他中肯而真诚地指点道："君用思精而韵不高，后将为良医。"这句话的意思是，你才识过人，善思好学，但缺乏做官的气质和风采，因此不适合做官。相反，如果你能专心学医，静心研究医术，将来一定能成为有名的医家。何颙的评价给了张仲景很大的鼓励，让他更坚定了目标；事实上，后来也确如何颙所言。

应该说，在当时，张仲景放弃入仕当官，放弃治国齐家平天下，这样的人生选择难免被人诟病，认为他"不务正业"。但正是这种"不务正业"，成为时代之幸，成就了一位造福万民、泽被后世的苍生大医。

二、坐堂行医，妙手仁心

虽然不想当官，但是张仲景却官运亨通，在汉灵帝时，举为孝廉，在建安年间，出任长沙太守。张仲景的职位相当于现在的湖南省省长，可谓位高权重。

官服加身的张仲景并未放下医道，在任职期间，他除了忙于公务外，都在研究医术和看病。当时的长沙属于"烟瘴之地"，经济落后，瘟疫频发。张仲景到长沙后，接连赶上当地

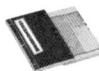

的大瘟疫，他不顾太守的身份，始终奋战在抗疫一线，亲力亲为，为百姓免费诊治和配药、发药。

日复一日，张仲景越来越感到苦恼和束缚。作为太守，他不能再像从前还是平民时那样，可以自由地出入民宅和百姓们来往、交流，更不要说进到民宅给老百姓看病了。左思右想之后，他做出了一项在当时堪称"叛逆"，但对后世影响深远的决定。他派人贴出告示，每月初一和十五，他会亲自坐堂为百姓免费看病。这个举动，如同一股清泉，流淌在古老城市的大街小巷，让百姓拍手称赞。"到衙门找太守看病"成为街头巷尾的奇谈。每月初一和十五，衙门大开，大堂里排起浩荡长龙，张仲景不问政事，端端正正地坐在大堂之上，为每位患者仔细把脉，挨个诊治，不论贵贱，从不敷衍。从那之后，很多药店或者中医诊所的名字中都带有一个"堂"字，而中医则被称为"坐堂医"。

在当时，统治阶层是不能随意和老百姓接触的，而在张仲景这里却打破了这一惯例。他将严肃的衙门改成医馆，贵为太守却为民看病，很显然这和当时的大环境、大气候格格不入，是"离经叛道"之举，简直"有失朝廷体面"，自然招来了各种非议，甚至在官场中受到排挤，家人也苦劝他不要再如此"荒唐"。可是张仲景不在乎，对他而言，荣华富贵、官运仕途都是浮云，能让百姓脱离病厄、重现欢颜，才是令他开心之事。这充分体现了张仲景作为医学大家的仁心仁德，正如他在《伤寒杂病论·张仲景原序》中所言："上以疗君亲之疾，下以救贫贱之厄。"

三、弃官著书，矢志治疫

东汉末年，诸侯混战，地震、水患、干旱等天灾不断，瘟疫肆虐，成千上万的人被病魔吞噬，十室九空，处处是"出门无所见，白骨蔽平原"（东汉王粲《七哀诗三首·其一》）的惨烈景象，如历史上有名的建安七子，其中就有五人死于瘟疫。当时的中国，原本 5600 万人口只剩下了不到 1600 万，整个国家都沉浸在黑暗之中，充满了苦难和哀伤。张仲景的家族也遭逢其难，他回忆说："余宗族素多，向余二百。建安纪年以来，犹未十稔，其死亡者，三分有二，伤寒十居其七。"他的家族本来是一个有 200 多人的大族，建安年间，不到 10 年，就有 2/3 的人因患疫病而死亡。现实惨痛，深深触动了他的心弦。于是，他毅然辞官，总结治病方法，遍传天下大夫，解救百姓之苦。从此，官场少了一个心猿意马的张太守，民间多了一位潜心著书的大医。

在当时，热性病被称作"伤寒症"，主要表现为突然高热、呼吸急促等，发作急剧，易反复，传染性极强，治疗难度大，让医生们束手无策。张仲景沉潜心智，孜孜不倦，夜以继日，认真研读《素问》《灵枢》和《阴阳大论》等经典医书，博采众长，并结合自己多年行医经验，深入分析患者的症状，

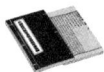

根据不同的体质和病情，制订不同的治疗方案。经过 10 余年的不懈努力，大约在建安十五年（210 年），凝结了张仲景全部心血的惊世大作《伤寒杂病论》终于问世。这本书系统分析了伤寒病的发病机制、症状、发展阶段以及处理方法，是我国历史上第一部临床治疗学方面的著作；同时，其创立了六经辨证体系，奠定了"理、法、方、药"的理论基础，被誉为方书之祖，经后人整理，被分成了 113 方的《伤寒论》和 262 方的《金匮要略》两本书。

《伤寒杂病论·序》中，张仲景写下了这样一段话："上以疗君亲之疾，下以救贫贱之厄，中以保生长全，以养其身。"他用一生践行了"行医一时，鞠躬一生；不求闻达，但求利人"的高尚情操，被后人尊称为"一代医圣"！

关于疫情欲治先防的探索
——"外科圣手"华佗

在浩瀚如烟的中国历史长河中，华佗这个名字，如同一颗璀璨的星辰，闪耀着不朽的光芒。"疫，民皆疾也。"东汉末年，社会动荡，在人类和疫病的顽强斗争中，华佗不拘于传统束缚，勇于创新，敢于挑战，以一己之力，开辟了中医外科的新天地；研创"防疫三宝"（药圃、屠苏酒和五禽戏），为防治疫病做出了巨大贡献，尤其是他在医学实践过程中衍生的在疫病防治方面"防已治未"的思想，至今仍有极大价值。其医术之高、名声之大，让曹操都不得不求他治病。

华佗精通内科、外科、妇产科、儿科、眼科、耳鼻喉科等多科疾病的治疗，在麻醉学、解剖学、针灸学等领域也有很高的造诣。他发明了麻沸散，使外科手术的疼痛成为历史；他创立了五禽戏、华佗夹脊术等，具有提高身体免疫力、增强身体素质的功效，开启了中医养生防疫的新篇章。

然而，谓其"医者"，不如谓其"仁者"，一位心怀苍生的悲悯"仁医"。他关心民生，体恤疾苦，以医者之心，济世

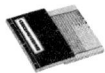

救厄。

一、无心钟鼎，孤傲清高的乱世名医

华佗（约 145 — 208 年），字元化，东汉末年著名的医学家，被誉为"外科圣手""外科鼻祖"。他出生于沛国谯县（今安徽亳州）。相传，有一年荆楚大疫，染者数万，黎民哀苦不堪。华佗到了疫区，马上反复研究、实验、试用，进行辨证治疗，发现是戾气所为，遂配制药剂使患者煎服，救百姓不计其数，因此被传为名医。

华佗自幼喜欢读书，具有钻研精神，尤其对医学充满兴趣。在母亲的教导下，年幼的华佗立志成为一名良医，以救济民众为己任。一次，母亲患上了一种奇怪的疾病，表现为忽冷忽热，全身疼痛，皮肤肿胀。尽管华佗请来知名医生治疗，但效果甚微。母亲临终前告诉华佗："孩子，你要记住，你的父母都是被这种奇怪的疾病折磨致死的。我希望你能早日学成医术，减少百姓疾病之苦。"母亲的离世激发了华佗学医、救济众生的决心。

华佗在青年时期，"游学徐土，兼通数经"。"徐土"指汉时徐州一带，即现在的山东南部、江苏长江以北地区。关于"游学"，有学者（任林圃、周诗贵）认为华佗学医是以自学为主，没有师承。"数经"当指包括医经在内的多种经籍，如《诗》《书》《礼》《易》《春秋》等。《后汉书·华佗传》载华佗

"为人性恶""且耻以医见业"，《三国志·华佗传》亦载"本作士人，以医见业，意常自悔"，内容似乎矛盾，不好理解。为什么一代大医"耻以医见业"，而"本作士人"又两次弃官不做呢？"为人性恶"一语道破缘由。这里提到的"性恶"实际上是指性格孤傲清高，这在中国古代的知识分子中是一种常见的性格特征。

华佗勤奋聪颖，志向远大，为人刚正不阿，在动荡的年代不求私利，志在拯救民众于水火。

二、济世救厄，心怀苍生的悲悯仁医

东汉时期，瘟疫肆虐，华佗发现可以通过分散隔离和燃烧艾草来阻止疫情蔓延，可惜他毕生心血之结晶——《青囊书》未能流传于世，其中或许有更为详细的应用艾叶和其他方法防治瘟疫的记载。即使有关华佗的真实史料中对其医案的记录并不多，但关于华佗医术的民间传说却数不胜数。这或许是因为古代对于疫病防治条件有限，而作为一位医者，尤其是在瘟疫肆虐的东汉期间，能够拯救百姓于病痛中，被誉为"济世救厄"的仁医名副其实。

民间流传着许多关于华佗医术的佳话。其中，《用耳治病》的故事就展现了华佗凭借敏锐的听觉诊断疾病的能力。他仅凭听诊就能准确判断病情，并迅速治愈了一位妇女的疾病。在《妙手回春》的传说中，华佗表现出了对生命的敬畏和高度

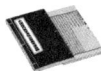

敏感，他成功救活了一位被误判死亡的孕妇，并帮助她安全分娩。华佗的品德同样令人敬佩。在《寻病人》的故事中，他救助并治愈了一位被财主抛弃的孤儿，还资助他重新开始生活，体现了他对贫苦人民的深切同情和无私帮助。在《华佗巧计治贪官》的故事中，华佗运用智慧，巧妙地从一个贪婪的官员手中取回了被非法占有的财物，为一位少女主持了公道，彰显了他的正义感。华佗的创新精神在《桑木接腿》的传说中也得到了充分体现。他不仅成功地为一位青年施行了截肢手术，还创造性地用桑木制作了假肢，极大限度地提高了患者的生活质量。

这些关于华佗的故事是百姓对他无数医学尝试和经验的浪漫佳话。他是中国古代医学史上典型的"济世救厄"医者形象，更是中华民族精神中"悲悯天下，心怀苍生"的一个重要象征。

三、格物致知，全能发展的圣手能医

格物致知，是指通过推究事物的道理来获得无尽的知识。华佗的一生贯彻了格物致知的精神，在防治疫病方面，他研究已知的医学成果和民间的医药经验，勇于创新，注重实践和尝试。他一生行医于各地，被誉为"外科圣手"和"外科鼻祖"，同时他的"防疫三宝"也享有盛誉。

东汉末年，瘟疫肆虐导致药物短缺，华佗便尝试把在野外采集的药材种植在荒芜的土地上，从此开辟了药圃，使中药材的产量逐渐增加。华佗发现使用青嫩茵陈蒿汤可以治疗流行性疾病，后来通过不断尝试配制出了具有提升正气、预防瘟疫作用的药方。为了使更多的人能够通过药物来预防疫病，华佗将药物投入井中，由此发明了"屠苏酒"。东晋葛洪《肘后备急方》载："小品正朝屠苏酒法，令人不病瘟疫。……此华佗法。"此后，屠苏酒不仅记载于历代的医药文献之中，而且真的成为一种民间习用的避疫药酒，被历代推崇与流传，对控制疫情的传播起到了积极的作用。

尽管他已研发出能够预防瘟疫的屠苏药方，并开辟药圃提高药材产量，但在处于水深火热中的天下苍生面前，这些努力似乎微不足道。加之天下动荡，百姓连基本温饱都难以解决，又有多少人会投身药材种植？在这种背景下，华佗开始思考如何不依赖药物预防疾病。于是，他创编了一套模仿虎、鹿、熊、猿、鸟五种动物姿态的体操——五禽戏。五禽戏具有调节呼吸、舒展筋骨、调和气血的功效，练习五禽戏可以增强体质，对于预防疾病、提高抵抗力具有显著的效果。

华佗的"防疫三宝"流传至今。此外，让人称道的还有华佗发明的"麻沸散"，尤其是酒服麻沸散，能提高麻醉效果，可以使患者在接受手术时减轻痛苦，甚至达到无痛状态。华佗精通人体解剖学，熟知人体生理功能，对外科手术有独到的见解和丰富的实践经验，他还开了全身麻醉手术之先河，极大限度地提高了手术成功率。

华佗在医学上有多方面的成就，且留下许多医案，如《隋书·经籍志》著录有《华佗内事》5卷、《华佗观形察色并三部脉经》1卷、《华佗方》10卷、《华佗枕中灸刺经》1卷，《宋史·艺文志》著录有《华佗老子五禽六气诀》1卷等。而且，被公认为正史的《后汉书》《三国志》中均收录了他的传记。华佗的医案中或许蕴含了他对疫病的防治方法和医学思想，对这些内容进行探索和研究，对当今和未来医学防疫具有重要意义。

四、防已治未，芳名流传的千古神医

中医防治疫病，重视未病先防，既病防变，病后防复。除了"防疫三宝"外，华佗的"防已病，治未病"思想对当今"疫病中治"也有系统性的影响。

1. 预防为先的思想

华佗强调疾病当以预防为先，其"治未病"理念体现在通过颐养身心、调和阴阳、运气养生、改善生活习惯、加强锻炼等方法，提高人体的抗病能力，从而预防疾病的发生。其所创编的"五禽戏"主要是通过运动提高人体对外界环境变化的适应能力，使阴阳平衡、五行相协、经络通畅，达到防治疾病、强身保健的目的。这一理念与现代医学中的预防医学理论不谋而合，对于现代的疫病防控工作仍具有重要的指导意义。

2. 精准治疗的思想

华佗注重辨证施治，主张仔细观察和分析患者的症状，不能被症状表象所迷惑。如《三国志》中记载的"同病异治"的故事，对于症状类似的倪寻和李延，虽然他们是处于同一屋檐下的官差，但华佗认为宜殊治之，因"寻外实，延内实"。这种个体化的治疗思想，为现代中医在防疫过程中，针对不同患者采取不同的治疗手段，提供了理论支持。

3. 应时养生和食养的思想

现传的华佗夹脊术在保有脏腑背俞穴特有的生理、病理以及诊疗作用的基础上，规避了伤及内脏的风险，对现代中医治疗支气管炎、支气管哮喘等呼吸系统疾病，脾肾阳虚型慢性疲劳综合征等疾病以及调节人体免疫力起到了一定作用。除此之外，华佗提倡食疗养生以防治未病。《后汉书·华佗传》记载，华佗用漆叶、青黏创制出漆叶青黏散，服用后可以驱虫杀毒、通调五脏，有益寿延年之功。《中藏经》《华佗内照图》中也记载了华佗的食疗养生方，如疗百疾延寿酒、钩藤丸等。这些措施对于当代人的日常防疫都有积极的作用。

史书中对华佗的医术方面有详细的描述：他年近百岁仍容貌壮健，治疗疾病时，用药简单而效果显著，不需要繁复的称量；在灸法上，只需灸一两处，每处七八壮即可；针刺治疗时，手法精准，患者感觉到位后即拔针，病痛随之缓解；对于内部结积无法通过针药治疗的疾病，华佗使用麻沸散进行麻醉，然后进行手术，术后处理得宜，患者能够在短时间内恢复健康。华佗在药物、技艺、针灸、心理引导、麻醉术、手术、术后处理等方面都取得了卓越成就；另外，其一生著述颇丰，涉及生理、病理、养生、本草、方剂以及临床各科。据史料记载，他的作品多达数十种。然而，令人遗憾的是，受战乱的影响，"文籍焚靡，千不遗一"，华佗的著作亦未能幸免。王安石在《赠陈君景初》中言："吾尝奇华佗，肠胃真割剖。神膏既傅之，顷刻活残朽。"

华佗经过数十年的医疗实践，继承和发展前人"圣人不治已病，治未病"的预防理论，在面对疫病时居安思危，见微知著，注重防微杜渐。他说："良医治无病之病，故人常在生也；圣人治无患之患，故天下常太平也。"华佗是后人敬仰的神医，其医学理论和实践经验，对中医学的发展产生着深远的影响。他的名字，已经成为中医的代名词；他的精神，已经成为中医人的精神象征。

"时行之气"的发现者
——王叔和

几千年来，中华民族在与疫病做斗争的过程中积累了丰富而宝贵的经验。在历史的长河中，中国流行病学主要有两大流派——伤寒派与瘟疫派，而王叔和则是伤寒学派的开创者之一。

王叔和，名熙，主要生活于魏晋时期，是我国古代著名的医学家。相传，他性格沉静，博好经方，洞识修身养性之术，在脉学方面的造诣颇深，著有《脉经》，是中医脉学创始人，有中华脉祖之称。他还整理了张仲景的《伤寒杂病论》，使其得以流传于世。

一、勤奋好学，悬壶济世择一生

王叔和出生在东汉末年，当时的中华大地诸侯割据，互相攻伐兼并，战乱不断，民不聊生。王叔和出身于贵族家庭，良好的家庭环境为其提供了优渥的生活和学习条件，这也让他自幼就受到了文化的熏陶和感染。王叔和从小就展现出惊人的

天赋。他兴趣广泛，年少时期就已博览群书，通晓百家之言。后家道中落，为躲避战事，王叔和举家南迁至荆州，投靠荆州刺史刘表。此时，恰逢张仲景声名大噪，王叔和与张仲景的弟子卫汛结为好友，并深受其影响。王叔和目睹了战争和疫病给百姓带来的伤害，便立志行医，救死扶伤，为民众解除病痛。为此，王叔和潜心钻研，研读各种医学典籍，虚心求教，逐渐掌握了诊脉救病的技术。在行医之初，因家境贫穷，衣装破旧，王叔和经常遭人嘲笑，但他未停下脚步，反而越挫越勇，医术日精。其活动范围主要在襄阳一带，专攻疑难杂症，慢慢地，找他看病的人越来越多，甚至有了"神医"的美誉，名噪一时。在曹操进入荆州后，王叔和成为一名军医。不久之后他到了北方，医术精湛之名迅速传遍了许昌和洛阳。王叔和因医术出众，在32岁时就已经成为魏国少府的太医令。实际上，王叔和对入仕并不感兴趣，吸引他的是魏国少府中藏有的丰富医学典籍和经验良方。他充分利用了这一有利条件，进行了大量的阅读，乐此不疲。丰富的临床经验和长年累月的阅读，为他日后登上医学高峰打下了良好的基础。

二、磨砥刻厉，著述、整理经典留后人

东汉末年，虽然诸侯混战，社会动荡，但这并未阻挡王叔和前进的步伐。他撰写了《脉经》一书，搜集整理了张仲景的《伤寒杂病论》。众所周知，脉诊为中医独有的诊法，是

"望、闻、问、切"四诊中的重要环节。将诊脉理论系统化，一直是王叔和思考的问题。为此，他搜集整理了自《黄帝内经》以来的著名医者（如扁鹊、华佗、张仲景等）的脉学理论，并结合临床经验和研究成果，著成《脉经》。《脉经》是我国现存最早的脉学典籍，共 10 卷，97 篇，该书第一次归纳总结了 24 种脉象，并对其性状做出了描述，奠定了脉理与方法系统化、规范化的基础。《脉经》在传入西藏后，对藏医学的构建也起到了积极的作用。《脉经》在我国医学史上有着重要地位，在国外也产生了重大影响。隋唐以后的1000 多年间，日本、朝鲜等国家也将《脉经》作为医师考试的必读之书和必考科目。此外，脉学传至印度，再传至阿拉伯乃至欧洲。波斯文医学典籍《伊利汗中国科技珍宝书》中就提到了王叔和，书中所记载的脉学内容与《脉经》相似。诞生于中世纪的《医典》中的脉学内容，也与《脉经》中记载的内容大同小异。

东汉末年，战乱频发，加之以竹简作为书写材料的因素，书籍散落佚失、残缺不全的情况十分常见，即便是张仲景在几十年前完成的《伤寒杂病论》也未能幸免。王叔和十分推崇张仲景，也深知这部医学著作的重要价值，为了尽可能恢复此书原貌，一方面，他四处找寻此书的原本；另一方面，搜集张仲景的医学理论。王叔和医术精湛，临床经验丰富，且用心用情，在他长期不懈地努力下，散失的仲景医书终于以接近原貌的形式重见天日，也就是流传于后世的《伤寒论》和《金匮要略》。需要指出的是，王叔和对《伤寒杂病论》进行了修复和还原，并在某些部分中增加了自己见解，但是，这一做法也让他饱受争议。

三、悬壶济世，仁心仁术解忧患

王叔和一生秉承祖德，不尚虚名，不贪金银，山下修一盘药碾，家中开一间药铺，日常或为人治病，或上山采药，或潜心研究脉理。因为其幼年家中十分贫困，所以他对于贫苦百姓更能感同身受，在治病遇到穷苦人家时，分文不收，被百姓尊称为"药王爷"。

王叔和在其行医生涯中经历了"一落一升"。魏晋时期，战争纷乱，百姓贫困，得了小病不仅不看医生，还去做工挣钱，直到病入膏肓才舍得找医生看病。王叔和是个性格直率的人，不擅长言辞修饰，不推诿责任，总是全力以赴地为患者治疗。然而，有些患者病情未见好转，再加上流言蜚语，这竟让王叔和背上了"庸医"的称号。但是，王叔和却并未因此而萎靡不振，他仍然以严谨和尽职的态度四处行医。当他云游至太行山脚下时，遇见了一名"已死亡"的孕妇，王叔和认为此人是血崩亡阳暴脱，仍可医治。他成功地救活了已经"进了棺材"的孕妇，且母子平安。这让王叔和名声大噪，甚至受到了王公大臣的聘请，成了太医令。

无论是辱骂还是赞赏，王叔和始终不卑不亢，宠辱不惊，在他心中排在第一位的永远是患者。王叔和在诊疗疾病时善于思考，勇于担当，充分体现了医者应有的救死扶伤的责任感，尽管被称为"再世华佗"，但他丝毫没有傲慢之气，可见其大医风范。

王叔和具有深厚的人文情感，对患者展现出深切的同情心和强烈的责任感。他能够设身处地为患者着想，全心全意、不求回报地为他们提供医疗服务。

四、以食为疗，洞识养生得长寿

除了医学实践和典籍著述、整理外，王叔和在养生方面亦有独到见解，尤其强调饮食养生。唐代甘伯宗在《名医录》中评价王叔和道："洞识摄养之道，深晓疗病之说。"王叔和在养生领域的观点带有较强的医学属性。他强调适当地控制饮食，能够益寿延年。他提出，若想长寿，那么在饮食上要注意以下四点：一是饮食不能过杂，不可贪多；二是饮食应遵循一定的禁忌，而且要根据季节变化进行相应的调整；三是饮食要因人而异，有所取舍；四是饮食要择优而食，且不能过量。

综上所述，王叔和不仅是一位医学家，更是将脉学系统化、专门化的医学大师。他的经历也告诉我们，在中医学的学习和实践过程中，要遵古、博古、习古之书以继承前学，才能做到知新、用新、创新。

开创疫病防治的"先驱者"
——葛洪

魏晋时期，政治格局动荡不安，自然灾害频发，疫病更是在人口稠密地区大规模暴发。疫区百姓生活苦不堪言，甚至出现易子而食的人间惨剧。在这种背景下，无数医者不顾个人安危，前仆后继，救民于水火。其中有一位著名医家，在历代医家临证经验的基础上，结合具体实践，对疫病防治提出了独到见解。他的一生与防疫、治病紧密相连，他的言行举止和著书立作对后世影响深远。他编著了中国历史上第一部临床急救手册——《肘后备急方》，为后世留下了宝贵的医学财富，与我国古代著名医学大家张仲景、华佗齐名。他便是被誉为我国古代预防医学"先驱"的人——葛洪。

一、疫病认识观上的"先驱者"

葛洪（约283－363年），字稚川，自号抱朴子，丹阳郡句容（今江苏句容）人，我国东晋时期著名的医学家、道学家、炼丹家、文学家。葛洪对于疫病的认识，除了受外部大环境的影响外，还与其生平经历和受儒道文化浸润密切相关。葛洪出身于江南士族，早年生活于儒官家庭，13 岁丧父后家道中落，但他并未因此而放弃学习，反而更加勤奋。他用砍柴所得换回纸笔，在劳作之余抄书学习，尤其痴迷于钻研医术，常至深夜。葛洪涉猎广泛，16 岁便开始广览经、史、百家学说，后从方士郑隐学道，深受道教医学的影响。他在游历行医的过程中曾多次遇到疫病，经过对民间验方的搜集和整理，并结合个人的防疫实践，最终形成了其独特的疫病学思想体系。

在我国早期的医学文献中，对于疫病有着"疫""疠""疫疠""疠气""温病""瘟疫""时疫"和"天行"等多种表述。殷商甲骨文中已经出现了"役（疫）"字，《周礼》中也有"遂令始难驱疫""以索室驱疫，大丧"等记载，汉代许慎在《说文解字》中提道："疫，民皆疾也。"

葛洪以前代医家理论为基础，进一步阐发了对疫病的认识。在其现存著作《肘后备急方》中，他将伤寒、时气、温病、痢疾、疠黄病、狼疮、阴阳毒病等合为一篇，还论述了"传尸（结病）""蛊病（血吸虫病）""沙虱病（立克次体病）""疥疮""癫皮病（麻风病）""霍乱"等杂疫，拓宽了疫病的内涵。比如天花病，《肘后备急方》云："比岁有病时行，仍发疮，头面及身，须臾周匝，状如火疮，皆戴白浆，随决随生。不即治，剧者多死。治得差后，疮瘢紫黑，弥岁方灭。此恶毒之气。"书中对天花病的症状、危险性、传染性的描述，

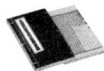

都是世界上最早的记载，而且描述得十分精确。

关于疫病的病因，当时人们多认为是有鬼神作祟，或与时令之气的异常有关。葛洪跳出前人窠臼，摒弃鬼神之说，提出了"疠气"的概念。他认为疫病是由自然界中一种极细微的致病物质（疠气）所引起的，即现代所说的细菌和病毒。对于不同的传染病，葛洪分别从时令之气致疫说、疠气说、因毒致疫说和寄生虫致疫说等角度出发，提出了多种病因理论，突破了"伏寒化温说"的束缚，为后世"疠气学说"的形成奠定了基础。

二、疫病预防观上的"先驱者"

葛洪基于《黄帝内经》中的"治未病"理念，对疫病的预防提出了独到的见解。他认为应当积极做好疫病的预防工作，"消毒"和"隔离"是其疫病预防思想的核心。葛洪主张运用香疗防疫法进行"消毒"，如佩香悬香法，是指将一些具有挥发性的香药放置在香囊或香袋中，佩于手臂上或胸前、腰间等处，或者将其悬挂在门户上、床帐前、房屋四角等处的方法；再如烧香熏香法，是指将具有消毒、辟秽等功效的香药点燃，置于中庭或者房屋内，通过药物自然挥发或燃烧产生的气体来净化空气的方法。至今，挂香囊、熏艾等中医药防疫手段在疫病的防控中仍发挥着重要作用。

"隔离"亦是葛洪疫病预防思想中的重要一环。当时人们已经意识到疾病会在人与人之间传播，除了由政府控制的医疗机构外，民众的隔离意识亦有所增强。感染疫病的患者除了被送往指定地点集中管理外，更多的是在家中进行隔离。《肘后备急方·治瘴气疫疠温毒诸方》是我国现存较早的防疫专篇之一，其中提到的"以绳度所住户中壁，屈绳结之"，用意在于提醒人们避免接近疫病患者。

三、疫病治疗上的"先驱者"

葛洪对于疫病治疗的理念与《伤寒论》一脉相承，主要体现在解表清里、综合辨治、祛邪外出、治循本源等方面。《抱朴子内篇·至理》中就提到了多种伤寒经方："理中、四顺，可以救霍乱；款冬、紫菀，可以治咳逆；萑芦、贯众之煞九虫……麻黄、大青之主伤寒。"但在疫病的治法上，葛洪持不同观点。在治疗伤寒初期的解表方剂中，葛洪会引入辛凉、苦寒之药，即解表与清里合用。如在麻黄解肌汤中，麻黄与石膏同用；而在葛根解肌汤中，麻黄、桂枝与石膏、黄芩、大青、葛根等药同用。这种做法可谓开寒温统一思想之先河。在治疗疫病时，葛洪注重总结疫病的传变规律，并根据病情的变化适当调整对策，如他强调应当根据病情的变化调整施灸穴位和灸量多寡等。葛洪善用汗、下、吐三法，《肘后备急方·治伤寒时气瘟病方》云："伤寒有数种，人不能别，令一药尽治之者。若初觉头痛、肉热、脉洪……顿服取汗。不汗复

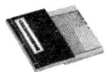

更作……必得汗。若不汗……分服取汗也。又方……分为再服，取汗。"这种做法启发了后世的温病学家，他们在治疗瘟疫时，也常采用汗法。

在疫病的治疗方面，葛洪还提倡服饵与食疗。《抱朴子内篇》所载服饵药主要有五芝、茯苓、楮实子、枸杞子、熟地黄、麦冬、石韦、甘菊、天冬、黄精、石菖蒲、泽泻等，具有补益、利尿、通便、排毒等作用，能提高机体免疫功能，抵御邪毒之气入侵。《肘后备急方》所载食疗之物包括水生物、禽类、兽类、谷物类、果实类、蔬菜类等，具有益气血、祛邪毒等作用。葛洪还创制了许多治疫食疗方，如治伤寒时气温病之葱豉汤（葱白、豆豉），治霍乱的黄米汁，预防瘟疫的赤小豆水、豆豉酒等。直至今日，这些食疗方依旧是对症治疗的人气名方，在日常生活中使用既安全又便捷，且疗效显著。

四、世界预防医学的"先驱者"

葛洪的疫病防治思想对后世产生了深远的影响。从全球医疗史角度而言，其疫病防治思想对于青蒿素的提取和免疫学的发展起到了至关重要的作用。屠呦呦从《肘后备急方·治寒热诸疟方》中"青蒿一握，以水二升渍，绞取汁，尽服之"获取灵感，创新性地使用低沸点溶剂提取方法，成功提取出了青蒿素。青蒿素作为一线抗疟药物，在全世界已拯救了数百万人的生命，每年治疗数亿患者。

葛洪的医学著作和治疗方法中蕴含着现代科学原理，其中还包含免疫思想的萌芽。例如，在《肘后备急方》中，他给出了治疗狂犬病的方法："仍杀所咬犬，取脑敷之，后不复发。"这种治疗方法在一定程度上与现代医学的狂犬病疫苗原理相契合。法国的路易·巴斯德是免疫学的奠基人之一。他用人工的方法使兔子得狂犬病，然后把病兔的脑髓取出来制成针剂，用来预防和治疗狂犬病，其原理与葛洪相似。巴斯德的方法虽然比较科学，但是比葛洪晚了1000多年。

葛洪把恙虫病叫作"沙虱毒"。现在已经明确，沙虱毒的病原体是一种比细菌还小的微生物，叫"立克次体"。有一种叫沙虱的小虫，螫人吸血时会把这种病原体注入人体内，使人患病发热。在我国，沙虱主要生长在南方地区。据调查，我国只有广东、福建一带有恙虫病流行，其他地方极为罕见。葛洪是通过艰苦的实践探索，才获得了关于这种病的知识的。他酷爱炼丹，在广东的罗浮山里住了很久。这一带的深山草地里就有沙虱。沙虱比小米还小，不仔细观察根本发现不了。葛洪不但发现了沙虱，还知道它是传染疾病的媒介。他对沙虱的记载比美国医生帕姆在1878年的记载要早1500多年。

葛洪的一生，既是一部医术精湛的医学传奇，也是一部医德高尚的人生传奇。他以自己的实际行动，诠释了什么是真正的医者仁心。在医术方面，葛洪对温病的认识和治疗方法具有开创性贡献。他注重总结疾病的传变规律，强调根据病情的变化适当调整对策；提出了"疠气"的概念，为后世"疠气学说"的形成奠定了基础。在医德方面，葛洪始终坚持以患者为中心的原则，对待所有患者，无论贵贱贫富，皆一视同仁。他对待患者耐心细致，格外关注他们的心理状态。在游历行医的过程中，他积极传播医学知识，为百姓预防疾病做出了突出的贡献。同时，他高尚的医德，赢得了百姓的尊敬和爱戴。

总之，葛洪是中国古代医学史上德术双馨的杰出代表之一。他的一生，充满了传奇色彩和奋斗精神。他的医术和医德，如同一座丰碑，屹立在历史的长河中，激励一代又一代的医学工作者不断前行，为人类的健康事业而努力奋斗。

中医病因证候学的奠基者
——巢元方

相传，隋大业五年（609年），主持开凿运河工程的隋朝大官麻叔谋患了风湿病，头晕恶心，全身关节疼痛，不能行动，终日卧床，诸医诊治无效。然而，有这样一位杰出医家，他在治疗时将嫩肥羊与药材一同蒸熟给麻叔谋食用，结果药未尽而病愈。这位医家就是后来奉诏主持编纂《诸病源候论》、中医病因证候学的奠基者——巢元方。

一、临危受命，奉诏编纂完成病因证候学巨著

巢元方，隋代著名医家，其籍贯和生卒年月均不详。在隋大业年间（605～616年），巢元方曾任太医博士和太医令，业绩卓著。关于巢元方的生平事迹，在史书中的记载较少。

隋大业六年（610年），巢元方奉诏主持编纂了我国历史上第一部系统论述病因证候学的专著——《诸病源候论》。该书中虽然没有关于治法和方药的记载，但它系统阐述了我国1400多年前有关传染病病因、病机的相关知识，奠定了中医

病因证候学的基础。病因与证候是中医辨证处方的重要依据之一。该书对后世医家产生了深远影响，唐宋时期许多医学著作都是以此书为基础而撰写的。该书内容丰富，描述翔实，分析准确，阐述清晰，是一部不可多得的佳作。书中的许多观点和记载，至今仍具有重要的指导意义和临床实用价值，为我国中医药学的发展做出了不可磨灭的贡献。

《诸病源候论》共50卷，26万余字，分67门，列证候1700多条，包括内、外、妇、儿、五官、皮肤、神经精神等科疾病，涉及病类主要有中风、虚劳、肺结核、天花、霍乱、疟疾、水肿、腹水、黄疸、糖尿病、寄生虫病、精神病等，并讨论了部分疾病的诊断、预后，以及预防、摄生、导引、按摩等方法。巢元方在书中全面细致地描述了各种疾病的证候，如伤寒斑疮（类似猩红热）"……热毒乘虚，出于皮肤，所以发斑疮瘾疹如锦文，重者，喉口身体皆成疮也"；尤其是对麻风病初、中、后期的病因和症状等的描述，非常形象生动，和现代医学记述的临床表现几乎一致。他指出，凡癞病，初期"皮肤不仁，或淫淫苦痒如虫行，或眼前见物如垂丝，或瘾疹辄赤黑"，中期"久而不治，令人顽痹。或汗不流泄，手足酸痛，针灸不痛；或在面目，习习奕奕；或在胸颈，状如虫行；身体偏痒，搔之生疮；或身面肿，痛彻骨髓；或顽如钱大，状如蚝毒；或如梳，或如手，锥刺不痛"，晚期"变状多端""眉睫堕落""鼻柱崩倒""肢节堕落""从头面即起为疱肉，如核桃、小枣"等。此种论点对于明末清初的温病学说亦有一定的影响。

书中记载，疥疮是由"疥虫"引发的。它藏在湿疥的脓疮中，可用针头挑得，形似水中的蜗牛。书中对于疥虫的记载十分细致，这也是病因学说在形态学上的一大进步。同时，书中对"寸白虫（绦虫）"也进行了详尽的描述，其言寸白虫会逐节生长，最终可达四五尺长，这与现代医学对绦虫的描述十分相似；并且指出了这种病的发生与食用未煮熟的鱼和牛肉有关。书中还详细描述了"漆疮"，指出这是一种出现在对漆敏感的人身上的、像米粒一样的丘疹。接触漆后，只有这类人会出现反应，而其他人则不会。这也是现有较早的关于免疫学研究的记载，可以说这时的病因学说对于过敏的认识已经十分全面了。

另外，该书还记录了若干外科手术，如《金疮断肠候》中的肠吻合手术以及血管结扎、创伤异物清除等，甚至还描写了肠吻合手术的步骤、方法、缝合以及护理等，可见当时的外科手术也是比较成熟的。在养生方面，该书也具有真知灼见，如文中明确提出餐后漱口是维护牙齿健康的关键。

二、提出"乖戾之气"，阐述传染性疾病病因病机

我国古代人们生产生活条件比较落后，各种传染病流行情况比较严重，曾经发生过霍乱、天花等恶性流行性疾病，死

亡者无数。为此，历代医家对传染病进行了大量观察和研究，提出了许多预防方药和策略。关于传染病的病因，古时人们多认为是由于天气异常和气温突变等引起的，巢元方经过仔细观察，在《诸病源候论》的时气候篇和疫病候篇中，都谈到有一种"非其时而有其气"或"乖戾之气"，可以使人被传染而致病，并且提出应该注意预防。他指出："伤寒之病，但人有自触冒寒毒之气生病者，此则不染着他人。若因岁时不和，温凉失节，人感其乖戾之气而发病者，此则多相染易，故须预服药及为方法以防之。"他的这一见解，突破了前人笼统的"三因"理论，准确识别了多种病源，提出"乖戾之气"是造成传染病流行的主要原因，并认为可以通过服药或消毒的方法来预防感染，为现代传染性疾病的防治奠定了理论基础。该书详细记载了多种人体寄生虫病，并明确指出这些疾病与饮食卫生密切相关。书中详述了多种寄生虫的形态及感染途径，指出寸白虫病（绦虫病）是因吃了未煮熟的牛肉或生鱼所致，疥疮与疥虫侵染有关，炭疽病为传染所致，漆疮系"禀性畏漆"引起的过敏，山区瘿病是因饮用了"沙水"而致病。这些关于传染性疾病的见解和记载，至今仍然具有重要的实践指导意义。

除此之外，从《诸病源候论》所载的对于病因认识方面的内容来看，当时的医学对于疾病的认识已经达到了全面周到、分析透彻的水平。在我国医学史上，大多数医家更重视对理、法、方、药等方面的研究和著述，病因方面的专著却非常少。《诸病源候论》的出现，填补了这一空缺。即便在医学高度发达的今天，它依然称得上是一部完备的病因证候学经典著作。

三、创"补养宣导"之法，开启医学探索新征程

巢元方临床经验丰富，他系统总结了魏晋南北朝以来的医家经验和成就，突破了前人的病因学说，对疾病的分类及治疗另辟蹊径，对于疾病的认识与辨证独具匠心，对每种疾病的发生、发展和演变都做了详尽的阐释，对后世医学的发展产生了深远的影响。

关于寄生虫病，巢元方对其发病原因、不同疾病的发病区域、各疾病的证候，以及寄生虫的性状、生活习性和侵入途径等方面均进行了观察和记载，至今仍然具有重要的临床指导意义。他在论述血吸虫病（书中记载之"射工""溪病""水毒"等）时指出，其发病具有地域特殊性，"自三吴以东及南""江南"一带的山洞溪水、水泽沼地为该病流行区域。巢元方认为，血吸虫冬月蛰伏土内，夏月在水内，人行水上及以水洗浴时易患病；逢雨水过大，便随水流进入人家。血吸虫病的发病季节多为春秋两季，患者有与疫区水域接触的经历。关于血吸虫病的证候，在水毒（中水、中溪、溪温、溪病）、射工等病名下均有描述，主要表现为初起寒热恶冷、头微痛、目眶痛、腹痛、心烦、洞泄、齿龈溢血，继则饮食不入，神志错

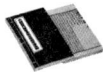

乱、恍惚等。巢元方在当时的条件下提出一个独特的诊断方法：以大蒜数升捣碎放入温水中，令患者自浴，浴后遍身出现赤色斑纹者，即为血吸虫感染。以当今的角度来看，这个方法或许早已落后得不值一提，然而对1000多年前的医学及社会发展水平而言，它是一个大胆的探索和可行的措施。

不仅如此，对病源、证候多有创见的巢元方，还突破了传统的"三因"学说，如他认为传染病是由外界"乖戾之气"所致，它是伤寒、时气病、温病等传染性疾病的诱因之一，且"转相染易，乃至灭门"。他创立了"补养宣导"法，并运用于临床实践。其撰写的《养生方·导引法》中论述了1727种病候，其中大多载有"补养宣导"法，以法代药。如《风痹手足不随候》中的补养宣导法为："左右拱手，两臂不息九通，治臂足痛、劳倦、风痹不随。"

巢元方善于总结隋代及隋代以前的医学成就，对病因学的发展做出了重要贡献，开创了医学探索之风。其阐述之病，涉猎广博，为历代医家所推崇，如孙思邈的《千金方》、王焘的《外台秘要》、王怀隐等的《太平圣惠方》、明代的《普济方》、清代的《医宗金鉴》等，皆受到《诸病源候论》的影响。这部经典不仅在中国广为流传，还传入日本、朝鲜等国，如日本的《医心方》即以此书为蓝本编撰而成。巢元方医术广博，各科兼备，不守旧说，勇于创新，勤于实践，不愧为一代医学大家。

"药王"和他的《千金方》

——孙思邈

隋唐时期是中国历史上较为纷乱的年代，天灾人祸，疫病盛行，同时涌现出许多名医大家，最著名的便是"药王"孙思邈。自唐代以来，历代医家、学者以及国内外的广大人民群众，都以各自独特的方式研究、祭拜孙思邈，表达对他的尊崇与敬仰。其代表作《备急千金要方》和《千金翼方》合称为《千金方》，该书广闻博采，内容丰富，是我国现存最早的一部临床医学"百科全书"。他所提出的"大医精诚"既是中国传统医学的终极理想境界，也是中华优秀传统文化的重要组成部分。

一、天资聪颖，精勤不倦

孙思邈于隋朝末年出生在京兆华原（今陕西耀州区孙塬村），这里地处黄土高原，自然条件恶劣，水资源匮乏，生活条件极差。孙思邈从小生活在这种环境下，对百姓的疾苦有深刻体会。幼年时期的孙思邈孱弱多病，需要常年服药，因而

"幼遭风冷，屡造医门，汤药之资，罄尽家产"。

孙思邈自幼天资聪颖，《旧唐书·孙思邈》言："七岁就学，日诵千余言。"据《新唐书·孙思邈》记载，"周洛州总管独孤信见其少，异之，曰圣童也"。然而，当时医学地位低下，"朝野士庶，咸耻医术之名，多教子弟诵短文，构小策，以求出身之道，医治之术，阙而弗论"（《备急千金要方·序》），人们大多追求仕途，孙思邈却不为风气所囿，立志以医为业，掌握治病救人的本领，为广大贫苦的人民群众解除疾苦。

隋文帝杨坚登极前曾征召孙思邈为国子博士，但孙思邈称病谢绝，隐居到太白山中研医习药。他在山上"学道炼气养形""洞晓天文推步，精究医药，审察声色，常蕴仁慈"。平时，他主要行医为山民看病；而每到开山季节，便同山民一起攀绝壁、登悬崖，采集药材，足迹遍及每个山头沟壑，采遍了山上的数百种药草。618年，孙思邈来到终南山深处的青华山隐居。在此，他结识了净业寺的高僧道宜大师。在同道宜大师的交往中，他借鉴和吸收佛学有关静心养性的理论，大大丰富了他的医学知识和哲学思想。

孙思邈虽然一生成绩无数，但他不因功绩卓越而满足，不以年迈寿高而停步，而是"白首之年，未尝释卷"，依然孜孜不倦地读书学习，不论是经方医典、针灸药饵，还是百家学说、五经三史，无所不及。相传其在100余岁高龄时还写成了有名的《福禄论》，可谓是我国历史上"活到老，学到老"的典范。

二、博极医源，至精至诚

孙思邈认为医学乃"至精至微之事"，不能以"至粗至浅之思"而草率从事。他系统学习了《黄帝内经》《易经》《神农本草经》以及扁鹊、张仲景、华佗、王叔和、葛洪等人的医学论著，掌握了丰富的医学知识。他强调，医者必须博览群书，增加知识，提高修养，"凡欲为大医，必须谙《素问》《甲乙》《黄帝针经》《明堂流注》、十二经脉……诸部经方……不尔者，如无目夜游，动致颠殒"。

除学习书本知识以外，孙思邈还十分重视吸取他人的学术思想，注重搜集流传于民间的医疗经验，只要得知某地有医术高明的人，不管有多远，他一定会亲自登门拜访，虚心请教、学习，从诊候切脉到针灸药饵，无所不及。他表示，"至于切脉诊候、采药合和、服饵节度、将息避慎，一事长于己者，不远千里，伏膺取决"。对有效方药他也非常重视，往往为一方一药，不惜"驰百金而徇经方"。

约652年，孙思邈撰成《备急千金要方》30卷。该书分医学总论、妇人、少小婴孺、伤寒、解毒、养性、平脉、针灸等，计232门，共载方5300余首，有纲有目，分门别类，且书中所列的方剂均以论带方，有许多独到、精辟的论述。在医理方面，该书博采群经，辑录了多位名家论述，是研究魏、晋、隋、唐时期医药的重要文献；在方药方面，该书不仅收集了前代医家的大量方剂，还囊括了当时流传民间的许多有效方药，并掺以己说，总结了用药经验，内容丰富，资料翔实。

681年，也就是在孙思邈完成《备急千金要方》的约30年后，他又写成《千金翼方》30卷。《千金翼方》是《备急千金要方》的续篇，取名《千金翼方》，寓有两部书"相辅相成，比翼交飞，互为所补"之意。该书主要包括妇人、小儿、养性、补益、色脉、针灸、本草、伤寒、中风、杂病和疮痏等，计189门，合方、论、法2900余首，收载药物800余种。《千金翼方》中增加了"药录纂要"和"本草"内容，强调采药时节、道地药材、临证处方用药的原则和方法，是研究唐代药物学的珍贵资料。

三、重视防疫，强调预防

孙思邈重视对疫病的预防，是历史上第一个提出"防重于治"思想的人。"天地有斯瘴疠，还以天地所生之物以防备之"，或善于摄生，或以药物预防，都可以使病无所侵，所谓道法自然是也。

唐朝初年，南方有瘟疫发生。当时，孙思邈在江苏常州一带行医，不舍昼夜地抢救患者，经过半个月的努力，疫情得到了初步控制，然而过了不久，又反复起来。为长期预防和治疗此病，孙思邈精心配制了防疫药酒——"屠苏酒"，让未得病的人喝，久而久之，瘟疫便得到了有效控制。为防止有人将此方神秘化，他特意找来一大张黄绢，写上药物组成及炮制方法，并张榜公布，让人们广泛传抄。《备急千金要方·辟温》对屠苏酒进行了详细介绍："屠苏酒，辟疫气，令人不染温病及伤寒。岁旦之方：大黄十五铢，白术十八铢，桔梗、蜀椒各十五铢，桂心十八铢，乌头六两，菝葜十二铢。上七味㕮咀，绛袋盛。以十二月晦日中，悬沉井中，令至泥。正月朔旦平晓出药，置酒中，煎数沸。于东向户中饮之。屠苏之饮，先从小起，多少自在。一人饮，一家无疫。一家饮，一里无疫。"后来，岁末饮"屠苏酒"便成了江南各地流行的习俗，这也是宋代诗人王安石"爆竹声中一岁除，春风送暖入屠苏"诗句的由来。

孙思邈防疫思想主要包括两方面：一是以药物预防，辟温杀毒。他将《辟温》放在《伤寒》篇大论之后、治疗之前，足见其重视程度。《辟温》篇载方36首，真正防疫所用方约26首，其中既有内服方，也有外用方，还有同一方内服外用皆可者；用药方式多样，想前人所未想，言前人所未言，具体可分为丸散剂（如太乙流金散、虎头杀鬼丸等）、酒醴剂（如屠苏酒等）、置井法、佩戴法、悬挂法、熏烧法、塞鼻法、涂抹粉身法、外洗法等，较早地体现了饮水消毒、空气消毒的理念。用药多为具有清热化痰、祛风寒湿兼补气滋阴功效的中

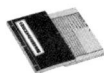

药。其所提出的多种中医纳鼻法联合运用，对于目前中医药防疫的国际推广及疫病综合防控有一定的参考价值。二是修身养性，注意日常起居。他反复强调"正气存内，邪不可干"的养生原则，对衣食住行皆提出了具体要求，并主张养性调气。

孙思邈认为强健的身心是预防疾病的第一步，他总结出的"十二少"养性要点，即少思、少念、少欲、少事、少语、少笑、少愁、少乐、少喜、少怒、少好、少恶行，目的都是增强体质，从而在疫情发生之前就构建起强大的防御体系。

四、德术并重，普救众生

《千金方》是我国首部完整论述医德的著作，在《大医精诚》中，孙思邈明确提出作为一名医者，精湛的医术不可或缺，但高尚的医德情操更为重要，每位医生都应该秉承"大医精诚"之心，不断提升自己的医学水平，真心诚意地为病患服务。其言"凡大医治病，必当安神定志，无欲无求，先发大慈恻隐之心，誓愿普救含灵之苦"，强调医者对待患者应心怀宽仁，解其疾苦。

《中国的中医药》白皮书指出："孙思邈提出的'大医精诚'，体现了中医对医道精微、心怀至诚、言行诚谨的追求，是中华民族高尚的道德情操和卓越的文明智慧在中医药中的集中体现，是中医药文化的核心价值理念。"《大医精诚》作为中华优秀传统文化中的精华，以"仁"思想为核心，从慈心恻隐、精勤术业、谦和淡泊等方面，详细论述了医者的德行方法，至今仍具有积极的指导意义。

孙思邈所传承的大医精诚理念至今仍引领广大医务人员奋勇前行。在重大考验面前，"生命至上"的理念守护着百姓安康，"义利并举"的担当展现着社会责任，"静默坚守"的行动筑牢了基层防线，"精诚精神"在社会各个层面得到了充分体现。在危急时刻，奋战在前线的广大医务人员将"大医精诚"的精神内核熔铸于每一次果敢前行中。面对工作任务重、环境挑战多、休息时间短、心理压力大等多重困难的考验，他们置个人安危于不顾，将患者的利益放在首位，用温暖的行动践行医学誓言，用无私的大爱捍卫人民群众的生命安全，生动地诠释了"誓愿普救含灵之苦""勿避险巇，一心赴救"的崇高医德，让"大医精诚"的千年薪火在守护生命的征程上迸发出震撼人心的光芒。

博采众家之长，著"世宝"《外台秘要》
——王焘

唐代，迷信思想在社会上非常流行，宿命论和巫术害死了不少人。有这样一位医家，他为了战胜愚昧和封建迷信，立志总结我国医学成就，编医书，救民众，一面进行反迷信宣传，一面悬壶济世，很快便得到了人们的信任。他就是终一生精力，为保存古医籍原貌和总结唐以前的医学成就，而博采众家之长撰写了《外台秘要》（又名《外台秘要方》）这一医学"世宝"的唐代著名医家——王焘。

一、出身官宦世家，知医尽孝，立志学医

王焘（约670—755年），陕西眉县（今陕西省眉县王家台）人，一说万年（今陕西省西安市）人，我国著名医学家和古典方书作家，编撰了中医药历史上承前启后的医学巨著——《外台秘要》。该书至今依然是从事中医药研究与应用者必读的书籍。但关于王焘本人的事迹，历史上有据可查的资料却寥寥无几。据《新唐书》记载，他出身于儒宦世家。其曾

祖父王珪是唐初四大名相之一，为官清廉善谏，与房玄龄、杜如晦、魏征齐名，曾是李渊的太子李建成的老师。王焘的父亲王敬直是南平公主的驸马，也被封了爵位。王焘一生为官，曾任谏议大夫、徐州司马、邺郡太守等职，他的两个儿子也都做了官，大儿子任大理寺少卿，次子任苏州刺史。

王焘幼年体弱多病，常与医药打交道，渐至成年，对医学产生了兴趣。后因其母亲南平公主身体状况不好，且他从小就对父母极为孝顺，有感于"齐梁间不明医术者，不得为孝子"的话，便钻研医学，旨在寻找灵方妙药，以医治其母亲的疾患。他时常与名医接触，并向之请教；勤奋钻研医学，潜心于医学文献的整理与医学著作的编撰。

王焘投身于医学研究，亦与当时的社会文化环境密切相关。当时政治清明，文人仕族以治儒而兼能习医为荣，"贵而尊之"，形成了一种风尚。当时，社会上流行封建迷信思想和宿命论思想，有人说："阎王叫你三更死，不可留人到五更。生有时辰，死有死地。"但王焘认为："夫喜怒不节，饥饱失常，嗜欲攻中，寒温伤外，如此之患，岂由天乎？"只要注意保养，有病就医，人的寿命是可以延长的！他的哲学倾向是比较正统的儒家思想，因此，他的医学观念既与其他医家有相通之处，又有其特殊性。

二、博采众家之长，终成名著《外台秘要》

王焘曾在门下省弘文馆（相当于今国家图书馆）供职超过20年，得以广泛接触大量晋唐以前的古典医籍，"上自神农，下及唐世，无不采摭"，为日后编纂医书积累了丰富的文献资料，也开始了《外台秘要》这部巨著的撰写工作。天宝年间（742—756年），王焘出守大宁，在此期间，他"七登南宫，再拜东掖""提携江上，冒犯蒸暑，自南徂北，既僻且陋，染瘴婴疴，十有六七，死生契阔，不可问天，赖有经方，仅得存者，神功妙用，固难称述，遂发愤刊削"（《外台秘要·序》）。王焘遍访名医为师，逐步掌握了大量医学知识，且造诣很深。他根据自己广博的医药学知识和大量资料，写成《外台秘要》。因出守在外，故其将所著之书以"外台"命名。王焘学习医学并非为了谋生，而是出于两个主要原因：一是济世救人，二是知医尽孝。而他撰写《外台秘要》的初衷也是"非敢传之都邑，且欲施于后贤"。通过不懈的努力，王焘在其著作中收录了大量唐以前的著作（现已散佚），使之得以部分流传下来，这实属王焘的一大贡献。

王焘在编撰《外台秘要》时，摒除个人偏见，博采众家之长，书中引用古代医籍达60部之多，几乎涵盖了所有前代医家的著作。尤其是他在弘文馆任职期间，详细摘录了大量的医学资料，其中仅古方就有五六十家之多。即使在被贬职到房陵时，他依然"数从高医游，遂穷其术"。他不仅对《千金方》《肘后备急方》之类的著作进行了仔细的研究，还对两晋、南北朝、隋唐等时期影响较大的著作加以收集整理，如陈延之的《小品方》、张文仲的《张文仲方》等医著。除此之外，他对民间单方、验方也并不排斥。全书共1104门，每一门都是以《诸病源候论》的条目为引，再广引方剂，共收载了6900多首方。对于每首方，他都注明了出处或来源，给后世的研究者提供了极大的便利。对于许多散佚已久的医书，后人也是通过这部著作得以了解其大致内容的。王焘对于方剂的收载，不仅广引博采，而且精挑细选。现在看来，当时收载的许多治疗方法和方剂，都十分切实可用。书中记载的"金针拨障术"治疗白内障，是我国历史上对该疗法的最早记载，而且这种方法现今仍在沿用。

三、《外台秘要》，医学的传承与发展

《外台秘要》成书于天宝十一年（752年），全书共40卷，分1104门，载方6000余首，包括内、外、骨、妇、产、小儿、精神、皮肤、眼、齿等科，是继《诸病源候论》和《备急千金要方》后的又一医学巨著。这三部医书对祖国医学有着突出贡献，因此被后人称为隋唐时期的三部医学代表作；特别是《外台秘要》，它是在前两部著作的基础上编撰而成的，无论是在理论方面还是在方药的应用上，都有进一步的发展。书中收

载了唐代以前的许多医药学著作，其医论部分基本上是在巢元方《诸病源候论》的基础上阐述发展起来的，医方部分选录了《备急千金要方》中的诸多方剂，其余所选医书均注明了书名和卷第。

《外台秘要》中记载了许多关于传染病的论述，如书中对于天花病的记载，王焘引《肘后备急方》的话说："比岁有病天行发斑疮，头面及身须臾周匝，状如火疮，皆戴白浆，随决随生。不即疗，剧者数日必死……此恶毒之气也。"可见其对天花病已经有了较明确的认识。此外，书中有 20 多处有关天行病（季节性流行病）的记载，足以看出他对传染病的重视。再如对于结核病的认识，他在《诸病源候论》"虚劳""骨蒸"的基础上，把其潮热、盗汗、消瘦、颧部和嘴唇潮红以及神经系统、消化系统等的症状描写得非常细致，并提到肺结核发展到出现腹泻、赤黑色大便及腹水等并发症时的危险性。这些记载进一步表明，王焘在传染病领域有较深的造诣，为医学发展做出了重要贡献。

《外台秘要》成书至今已 1200 余年，深受历代医家推崇，各代都有多种不同刊本。书中博采名家方论甚多，不少早已散佚的医药著作及名家医方，均赖此书而被保存下来。许多医家将此书与《备急千金要方》相提并论，《新唐书》更是将《外台秘要》誉为"世宝"。历代医家普遍认为："不观《外台》方，不读《千金》论，则医所见不广，用药不神。"由此可见,《外台秘要》在医学领域的崇高地位，其卓著的功绩是不言而喻的。

王焘具有强烈的社会责任感，在被贬谪的情况下，看到边远地区的百姓缺医少药，便编纂医书，方便救治一方百姓。他穷尽一生精力，为保存古医籍原貌和总结唐以前的医学成就做出了突出的贡献，留下了千古美名。

第 二 篇

中医抗疫 "成长期"

（宋、金、元）

在宋代，社会经济繁荣，人口众多，然而疫情也频繁地暴发。医家们心系百姓，倾力探索抗疫之道。他们深入研究药材的性味归经，发掘出许多具有抗病毒、抗菌作用的中药，同时，他们还将理论与实践相结合，总结出了许多有效的抗疫方剂，为后世的医学发展留下了宝贵财富。

到了金、元时期，中医抗疫理论体系更加完善。这一时期的医家不仅继承了前人的经验，更在创新中寻求突破。他们提出 "辨证施治" 的理念，强调根据患者的病情进行个性化治疗。这一理念的提出，显著提升了治疗的精准度和效率。

此外，金、元时期的医家们还注重预防医学的发展。他们提倡 "治未病" 理念，强调通过调节饮食、锻炼身体等方式来增强人体的免疫力，预防疫病的发生。这种注重预防的思想，为后世的医学发展指明了方向。

医书校正奉献者

——孙兆

　　如今中医领域常用的医籍，如《黄帝内经》《伤寒论》《脉经》《备急千金要方》《外台秘要》等，大多是经北宋校正医书局官员整理而得以保存、流传下来的。作为医书校勘工作的主要成员，孙兆多年投身其中，成绩斐然。他在医籍校勘领域功绩卓著，为古代医籍的保存与传承做出了重要贡献，堪称医书校正大师。

一、世医出身，献身古籍整理

　　孙兆，约生于真宗大中祥符九年（1016 年）之后，卒于神宗元丰八年（1085 年），北宋医家，河阳（今河南省孟州市）人。其在仁宗景祐元年（1034 年）至嘉祐二年（1057年）进士及第，仁宗嘉祐八年（1063 年）前曾任郓州观察推官，英宗治平元年（1064 年）编管池州（今安徽省池州市），后累官至尚药奉御丞、将仕郎殿中丞。其父尚药奉御孙用和、其兄孙奇，皆为当时名医。孙兆著有《伤寒方》《伤寒脉诀》

等书，重新修订了林亿、高保衡等校正补注的《黄帝内经素问》，名为《重广补注黄帝内经素问》。

孙兆与其父孙用和、其兄孙奇，皆为北宋名医，故而多被后世医学人物工具书及史料同时收录或提及。如李经纬《中医人物词典》记载，孙兆为宋代医学家，卫州人，名医孙用和子，进士及第，善医。李云《中医人名辞典》记载，孙氏兄弟为北宋卫州人，名医孙尚（孙用和，名尚，字用和）之子，精医术，而知名于时；孙兆曾任殿中丞、尚药奉御等职。北宋著名理学大师邵雍之子邵伯温《邵氏闻见录·卷二》记载："仁宗初纳光献后，后有疾，国医不效。帝曰：'后在家用何人医？'后曰：'妾随叔父官河阳，有疾服孙用和药辄效。'寻召用和，服其药果验；自布衣除尚药奉御，用和自此进用。用和本卫人，以避事客河阳，善用张仲景法治伤寒，名闻天下。二子奇、兆，皆登进士第，为朝官，亦善医。"南宋史学家李焘《续资治通鉴长编·卷一百九十八》载："（仁宗嘉祐八年）三月甲辰，诏前郓州观察推官孙兆、邠州司户参军单骧诊御脉。上初不豫，医官宋安道等进药，久未效，而兆与骧皆以医术知名，特召之。"同卷又载："上（英宗）初即位，与辅臣言，皆不名。及将责降医官，有欲为孙兆、单骧地者，言于上曰：'先帝初进兆等药，皆有验，不幸至此，乃天命也，非医官所能及。'上敛容曰：'闻兆等皆两府所荐，信乎？'对曰：'然。'上曰：'然则朕不敢与知，唯公等裁之。'皆惶恐。"南宋藏书家、目录学家陈振孙《直斋书录解题·卷十三·孙氏传家秘宝方》记载："尚药奉御太医令孙用和集。其子殿中丞兆，父子皆以医名，自昭陵时迄于熙丰，无能出其右者。元丰八年，兆弟宰为河东漕，属吕惠卿帅并，从宰得其书，序而刻之。兆自言为思邈之后。"英宗治平元年（1064 年），孙兆因医治仁宗皇帝无效而被废，贬官编管池州（今安徽省池州市），后官至将仕郎、殿中丞（将仕郎为文散官名，从九品下；殿中丞为殿中省丞的简称，无职事，为文臣寄禄官阶，从七品）。

关于医术方面，《直斋书录解题》记载孙氏父子"皆以医名"，《续资治通鉴长编》记载孙兆与单骧为仁宗诊脉，《避暑录话》记载孙兆曾与杜壬同为高若讷之徒，《直斋书录解题》及《宋史翼》均强调孙兆"自言为思邈之后"。"思邈"即唐代著名医家孙思邈。"杜壬"为北宋医家，著有《杜壬方》和《医准》一卷，曾与孙兆同诊仁宗最宠贵妃而愈，被皇帝口头嘉奖："医道如此，岂非良医也。"孙兆还曾为王安石诊治过背疮余毒，《避暑录话》也记载了其平生治人用药之验。"高若讷"为北宋朝官，从政之余，留意医学，曾撰《素问误文阙义》一卷，《伤寒类要》四卷（均佚）。他工于伤寒，北宋名医多出卫州，皆本高氏之学。"单骧"为蜀人，历仁宗、英宗、神宗三朝，以医名世，神宗时还曾管理太医局。孙兆与以上医家的交集，也从侧面反映出其医术之高超。孙兆世医出身，又

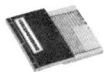

经高师指点，还曾与名医一同为皇帝诊病，其医术之精湛自然不言而喻。

二、响应诏选，校正医书无数

从《外台秘要》末《进呈表》可知，孙兆从仁宗皇祐三年（1051 年）就开始校正医书，嘉祐二年（1057 年）校正医书局成立后，又与其兄孙奇一起入局参校医书。《直斋书录解题·卷十三载》曰："凡医书之行于世，皆仁庙朝所校定也。按《会要》：嘉祐二年，置校正医书局于编修院，以直集贤院掌禹锡、林亿校理，张洞校勘，苏颂等并为校正。后又命孙奇、高保衡、孙兆同校正。"《玉海》云："唐天宝中，持节邺郡军事兼守刺史王焘撰。焘久知弘文馆，得古今方，上自神农，下及唐世，无不采摭，集成经方四十卷，以出守于外，故号曰《外台秘要方》，皇祐中，孙兆校正。"《较正唐王焘先生〈外台秘要〉序》载："夫'外台'者，刺史之任也。'秘要'者，秘密枢要之谓也。……此方撰集之时，获得缺落之书，因其阙文，义理不完者多矣。又自唐历五代，传写其本，讹舛尤甚，虽鸿都秘府，亦无善本。国家诏儒臣校正医书，臣承命以其书方证之重者，删去以从其简；经书之异者，注解以著其详。鲁鱼亥豕，焕然明白。臣谓三代而下，文物之盛者，必曰西汉，止以侍医李柱国较方技，亦未尝命儒臣也。臣虽滥吹儒学，但尽所闻见以修正之，有所阙疑，以待来哲。总四十卷，并目录一卷。恭惟主上盛德承统，深仁流化，颁此方论，惠及区宇。赞天地之生育，正万物之性命，使岁无疵疠，人不夭横，熙熙然歌乐于圣造者也。前将仕郎、守殿中丞同较正医书臣孙兆谨上。"

《明史·艺文志·卷九十八》及《千顷堂书目·卷十四》均载："孙兆，《素问注释考误》十二卷。"清代乾隆、嘉庆年间著名学者孙星衍《平津馆鉴藏书籍记·卷一》载："《新刊补注释文黄帝内经素问》十二卷。题'启元子次注，林亿、孙奇、高保衡等奉敕校正，孙兆重改误。'前有启元子（王冰）《黄帝内经素问·序》，后题'将仕郎殿中丞孙兆重改误'。"从皇祐三年（1051年）至治平四年（1067年），孙兆校正医书达16年之久，但仅校书《外台秘要》和《黄帝内经素问》2部。在宋臣历时18年（1051—1069年）校正《外台秘要》的过程中，孙兆参校最早、时间最长。从《外台秘要·序》中我们亦可了解校正该书的主要方法和客观态度，如"……臣承命以其书方证之重者，删去以从其简；经书之异者，注解以著其详。鲁鱼豕亥，焕然明白。……臣虽滥吹儒学，但尽所闻见以修正之，有所阙疑，以待来哲。"从《黄帝内经素问·序》后所题"将仕郎殿中丞孙兆重改误"及《明史·艺文志》《千顷堂书目》对孙兆著有《素问注释考误》十二卷的记载可知，孙兆也参校了《黄帝内经素问》。

此外，孙兆在《较正唐王焘先生〈外台秘要〉序》后的结衔为"前将仕郎、守殿中丞同较正医书臣孙兆谨上"。这些以儒臣身份被诏选的校正医书官与掌禹锡、林亿、张洞、苏颂等馆阁官员身份不同，又与秦宗古、朱有章等医官身份有别。由此可知，校正医书官的身份主要有3个层次，即馆阁官员、知医儒臣和医官。香港医史学者范家伟也认为校正医书局是由馆阁人员、儒臣和医官3层结构组成的，其中，儒臣是核心工作班子，这也充分肯定了孙氏兄弟在校正医书局中的重要作用。

孙兆生前仕途维艰，那个八品职事官阶的"殿中丞"始终未得迁升，且曾一度蒙冤罢官，而甘为整理古医籍献身之志，坚定不移，其治学态度与价值观令人钦佩。

扬仲景之说，研伏气温病

——韩祗和

　　韩祗和，生卒年不详，大约生活在1030—1100年，是北宋时期的著名医家。据《伤寒微旨论》中的病案记载，韩祗和曾在"邢磁二郡"（今河北省邢台市磁县）、"怀卫二郡"（今河南省泌阳县、汲县）及"滏阳"（在今河北省境内）等地行医。在漫长的医学之路上，他精研伤寒之学，推崇张仲景学说精要，并能融会贯通，形成自己独特的见解，取得了较高的医学成就。

一、代表作《伤寒微旨论》

　　韩祗和是一位在医学领域有着突出贡献的医者，他精研伤寒之学，对张仲景的学说理解深刻。为了能更深入地理解伤寒病证，韩祗和研习《伤寒论》30余年。他精通伤寒辨脉及汗、下、温等治法，更在此基础上有所创新和发明；对外感热病研究深入，于1085年撰成《伤寒微旨论》2卷，全书共2万余字。《伤寒微旨论》比庞安时的《伤寒总病论》早14年，比朱肱的《类证活人书》早 22 年，是我国现存的第一部《伤寒论》发挥本参考书。书中立论超脱、言简意赅，具有较高的学术价值。该书主要论析了伤寒辨脉，汗、下、温 3 种治法，以及"畜血""阴黄""劳复"等病候证治。韩祗和在这些方面都有着自己的创见和贡献。

有关伏气温病的论述是《伤寒微旨论》中的核心内容。韩氏在书中从病因、辨证特点、治疗法则等方面对伏气温病进行了系统的研究。他提出伏气温病的病机为"内伏之阳被寒毒所折于骨髓"，强调外感疾病的温热特性，创新性地提出辛凉透表的治疗原则。韩祗和认为，伏气温病之所以发病，是由于冬季人体阳气内伏，此时感染寒毒，则会导致阳气被寒毒所折，内郁于骨髓之中；随着时间的推移，到了春季，阳气开始升发，内郁的阳气也随之向外透发，从而形成温病。这种温病与伤寒不同，其发病过程较缓慢，病情也较复杂。在治疗上，韩祗和主张用药应辛凉宣透，以清解郁阳，强调辛苦寒并用，以达到表里双解的效果。此外，他还提倡使用益气滋阴、扶正解表的治疗方法，以增强患者的体质和抗病能力。韩祗和的伏气温病理论在中医温病学的发展史上具有重要的地位。他提出的辛凉透表治疗原则为后世医家所沿用和发展，成为治疗温病的重要方法之一。同时，他的学术思想也为中医温病学摆脱伤寒的束缚而自成体系起到了重要的推动作用。

韩祗和在《伤寒微旨论》中还首次提出了阳黄和阴黄的

病名，并对黄疸病的阳证、阴证进行了深刻的反思。他结合自己的观察和治疗经验，提出了黄疸并非皆为阳证，也有许多阴证的观点，并补充了治阴黄方数首。这一观点在当时是独具慧眼的，对后世黄疸病的治疗和研究也产生了深远的影响。

他提倡用辛凉解表之法，所制方剂多用柴胡、薄荷、石膏、知母等辛凉清解之品，这在当时医生普遍使用温药治疗外感病的背景下，具备独有的创新性和先进性。

韩祗和的医学思想和贡献得到了后世医家的广泛认可和推崇。他的伤寒学说在古代医学史上具有重要的地位，被称为"韩氏伤寒学"。他的著作《伤寒微旨论》虽然原书已佚，但《永乐大典》辑录本传世，使我们能够一窥其医学思想的精髓和风采。

二、丰富的临床实践

韩祗和的医学贡献不仅体现在他对伤寒学说的深入研究上，更体现在他对临床实践的敏锐洞察力和不懈的探索精神上。在诊疗过程中，韩祗和始终保持谦逊和谨慎的态度，力求精准诊断，合理施治。他注重个体差异，认为每个患者的体质、年龄、性别等因素都会影响病情的发展和治疗效果，因此，倡导因病施治和以人为本的治疗理念，强调在详细了解患者的病情和身体状况后，再制订个性化的治疗方案。

韩祗和在药物研究方面也投入了大量精力。在对药物进行研究和改良的过程中，他善于发掘和利用各种药物的药效，尤其是对一些治疗常见疾病的药物进行了深入的研究。通过对药物的性味、归经、功效等方面的探讨，他总结出了一套独特的用药经验：①在药物配伍方面追求精准，善于根据病情变化及时调整药物剂量和用法，以达到最佳的治疗效果；②关注药物的来源和制备过程，他亲自采集草药，研究其生长环境和采摘时机，以确保药材的质量和药效；③对药材的炮制方法进行了改良和创新，提高药物的疗效和降低不良反应。

他的医学思想和临床经验，为中医学的传承和发展注入了新的动力，至今仍为中医临床所借鉴和应用。

三、良好的医德医风

韩祗和十分注重医学知识的传承和普及，积极培养医学人才，不仅将自己的医学知识和经验传授给年轻医者，更将自己的医学思想传播给更广泛的读者群体，推动了中医学的发展和普及。

韩祗和倡导以人为本的治疗理念，强调医者应具备高尚的医德和人文关怀精神；对待患者要充满耐心和关爱，关心他们的身体状况和生活境况，尽己所能地为他们提供最好的治疗和建议。他高尚的医德风范和人文关怀精神，赢得了患者深深的敬爱和感激。

如今，我们依然可以从韩祗和的医学思想和实践经验中汲取智慧和启示。他的以人为本的治疗理念、注重个体差异的诊疗方法、严谨求实的医学态度以及高尚的医德风范，都值得我们学习和借鉴。同时，我们也应该继承和发扬韩祗和的创新精神，不断探索新的医学领域和治疗方法，以期为人类的健康事业做出贡献。

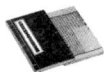

"能与伤寒说话"的"北宋医王"
——庞安时

北宋时期，有一位医家，相传他与苏东坡（苏轼）交往密切。苏东坡不仅在文学上造诣深厚，还擅长书法，因此经常有友人赠送他好墨。每当这位医家治愈了患者的重病，他不收取患者一文钱，只求患者把家中的好墨送给他。随后，他将这些好墨送给苏东坡，并跟苏东坡要几幅字作为交换。苏东坡觉得自己捡了大便宜，便主动帮他做广告，说他医术高明，擅长治疗怪病，治疗伤寒更是手到病除。他就是号称"能与伤寒说话"的"北宋医王"——庞安时。

一、出身医学世家，自幼聪慧过人

庞安时（约 1042—1099 年），字安常，自号蕲水道人，蕲水（今湖北省浠水县）人，被誉为"北宋医王"。其医术精湛，行医不谋私利，能急患者之急，常让来诊者在自己家里住下并亲自照料，直至治愈才送走。他晚年参考诸家学说，结合自身经验，撰成《伤寒总病论》6卷，对仲景思想做了补充和发挥。该书的突出特点是着意阐发温热病，主张把温病和伤寒区分开来，这对外感病学是一大发展。

庞安时出身于世医家庭，自幼聪明好学，读书过目不忘，取黄帝、扁鹊脉书研读，不久即通晓其说，并能阐发新义，时年不满20；后安时病耳聋，进一步钻研《灵枢》《太素》和《针灸甲乙经》等医籍，经传百家与医药有关者，亦无不涉猎，融会贯通，颇有心得，而尤精于《伤寒论》。他以善治伤寒而名闻当世，苏轼曾赞其"精于伤寒，妙得长沙（张仲景）遗旨"，时人有"庞安时能与伤寒说话"之称。

庞安时20岁时，医名就传遍江淮。他性喜读书，即使寒暑、疾病，仍手不释卷，听说大有异书，便如饥似渴地购买。他生平讲侠义，也爱斗鸡走狗、击球、博弈、音乐等。他为人治病，不分贵贱，招待住食，尊老慈幼，就像是病在自己身上一样；其中不治者，必定如实相告，不再治疗；病家持金来谢，也不尽取，其医德可称高尚。庞氏非常推崇《难经》，著有《难经辨》《主对集》和《本草补遗》等，但因年代久远，这些医学著作现在大多遗失，仅存一部《伤寒总病论》。在学术思想方面，庞安时既精于伤寒，也熟谙温病，内、妇、儿科，皆有研究，是一位拥有丰富的实践经验的医家。

二、兼收并蓄，系统阐发伤寒学说

庞安时治伤寒主要是从病因入手，并结合患者体质和地

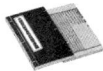

理、气候等因素进行探讨。他承前人之说，认为伤寒的病因是"寒毒"，只不过是由于感受邪气的时间、地域及患者体质不同，而表现出伤寒（指狭义伤寒）、中风、风温、温病、湿病、暑病等不同的证候。其所著《伤寒总病论》6卷，约成书于北宋咸平三年（1100年），是庞安时多年潜心研究《伤寒论》的结晶。该书前三卷论述伤寒六经证，后三卷论述暑病等热病。庞氏于书中正式提出寒温分治的观点，认为伤寒与温病是性质不同的两类外感热病。这一观点对后世温病学说的创立和发展具有重要的启示作用。

庞安时在《伤寒例》有关论述的基础上予以发挥，强调一切外感热病的共同病因是"毒"。虽然"毒"有阴、阳、寒、热等不同属性，临床表现也有中风、温热、暑湿与急、缓、轻、重等不同，但只要抓住了"毒"这一病因，就抓住了一切外感热病的共性，因此治疗外感热病应重视"解毒"法。另外，他指出"凡人禀气各有盛衰""寒毒与荣卫相浑"，"当是之时，勇者气行则已，怯者则着而成病矣"，认为寒毒虽已侵袭人体，但其能否发病，则取决于素体强弱与正气盛衰；而且在毒气"从化"的倾向上，庞安时也强调了素体的决定性意义，认为"假令素有寒者，多变阳虚阴盛之疾，或变阴毒也；素有热者，多变阳盛阴虚之疾，或变阳毒也"。他对疾病的发生、发展都以内因为根据的认识，颇有辩证法思想。他还认识到外感发病与四时气候、地域居处密切相关。同时感受寒毒，冬时即发则为伤寒，因春温气诱发而为温病，因夏暑气诱发而为热病，因暑湿诱发而为湿病等，都因四时气候变迁而出现不同的病证。不仅如此，居住在山较多地区的患者多为中风、中寒之疾，平居者多为中湿、中暑之疾，说明发病与地域居处也有关系。庞安时对伤寒病的治疗，虽宗仲景法则，但善于灵活变化，往往因时、因地、因人而治宜。他在伤寒病的治疗上积累了很多的宝贵经验，丰富了伤寒病的治疗方法。

三、倡导预防思想，发扬温病学说

对于温热病，庞安时主要将其分为伏气和天行两类。伏气是指冬时中寒，随时而变病，如春之"温病"，夏之"热病"，以及"中风""湿病""风温"等，"其病本因冬时中寒，随时有变病之形态耳，故大医通谓之伤寒焉"。伏气又有伏寒与伏热之分，但均不同于天行温病。他指出："天行之病，大则流毒天下，次则一方，次则一乡，次则偏着一家。"他认为天行温病是指由感受毒性很强的异气而引起，颇具有流行性和传染性的病证，是外感热病中一类性质独特的病证；其治疗与伤寒不同，伤寒"有可汗可下之理"，"温病若作伤寒行汗下必死"，提出了温病与伤寒分治的观点，这对后世温病学说的形成有一定的影响。

庞安时从其丰富的临床实践中观察到，温病一类以温毒病情最为凶险。他将温毒五大证与四时、五行、经络、脏腑联系起来辨证论治，提出了个人的独特见解，指出："自受乖气而成脏腑阴阳温毒者，则春有青筋牵，夏有赤脉攒，秋有白气狸，冬有黑骨温，四季有黄肉随，治疗各有各法。"对温毒五大证的治疗，他着眼一个"毒"字，使用大剂量清热解毒或辛温散毒之品，处方多以大量石膏为主，实为后来余师愚治瘟疫开启门径。另外，他还在书中立《辟温疫论》专篇列举"疗疫气令人不染"方，有辟温粉、雄黄嚏法、千敷散等，体现了他治温病重视预防的思想。

相传，有一年大旱，浠水城郭乡杨家铺一带瘟疫流行，可庞安时发现他开的方子在别处灵验，在这里却不灵了。他来到这里一看，才发现这里的村民吃水、用水不分开，都取自污秽不堪的塘堰，要解决问题，必须立即打井。于是，他找到在当地行医的一个叫杨可的弟子，师徒二人一起上山寻找水源。他们走到一个山坡下，庞安时在一棵小树边停下来，见树旁密密的草丛，高兴地说："你看，这么干燥的天气，此处却不断涌出清水，这不是找到水源了吗？"杨可大喜，送别老师之后，便依照老师的计划与设计，开始在此地打井。同时，他请来了石匠，用白石打成圆圈，一直从井底码砌到井口，共72圈，砌成一眼深层泉水井，井水清澈寒冷。他再用此水煎药给患者服用，果然，药到病除。当地村民取水饮用后，个个红光满面，疾病全无，齐赞庞安时、杨可师徒为他们做了件大好事。于是村民计议，请来一个石匠，在石碑上刻上"庞公井"

三个大字，准备将其立在井边。当庞安时听说此事时，立即赶来劝阻说："井是你们杨家人开，供大家用，怎么能把功劳记到我身上呢？"于是，庞安时便给这口井取了个名，叫"杨井"。

综上所述，庞安时治伤寒主要是从病因着手，强调体质因素在发病中的重要作用；并认为广义伤寒的病因是"寒毒"，而天行温病则是由"异气"所引起的，提出温病与伤寒应分治；指出温病一类以温毒病情最为凶险；其对温毒五大证的治法遣方颇具特色；其重视预防的思想，也实为可贵；不仅如此，其高尚的医德也为后世医者树立了典范。

师出名门，儒医典范

——朱肱

朱肱，宋代医学家，字翼中，号大隐先生、大隐翁、无求子，人称"朱奉议"，乌程（今浙江省吴兴区）人。因进谏未纳而隐居，专心医药。中年后隐居在杭州西子湖畔的大隐坊，自称大隐翁，以行医著书为事。

一、师出名门，罢官从医

朱氏家族在当时是名门望族，堪称儒学世家，具有深厚的家学渊源。他的父亲、兄长都是进士，元祐三年（1088年），朱肱也如愿考中进士，当地群众称他们"一门三进士"。朱肱也很好地继承了家族传统，从小跟随父亲学习。他的父亲师从胡瑗，而胡瑗对医学十分重视。受此影响，朱肱对医学也进行了深入的研究。当时有人评价朱肱是胡瑗的再传弟子。朱肱曾是名相曾布的门生，而曾布在医学方面具有较高的造诣，朱肱则青出于蓝而胜于蓝。热爱医学的朱肱，善于在与亲朋好友的交流和切磋中碰撞医学的火花。如朱肱和沈括曾一起探讨

《伤寒论》的学术思想，这对其晚年撰写《伤寒百问》具有重要的参考和借鉴意义。

朱肱考中进士后，朝廷先后任命他为雄州（今属河北省）防御推官、知邓州（今属河南省）录事、奉议郎等职务，朱肱履职时间为15年左右。崇宁元年（1102年），朱肱上书朝廷，谏言针砭政坛时弊，弹劾执政者章淳，触怒当朝权贵，又因忤逆皇帝的旨意而罢官，闲居杭州大隐坊。闲居杭州期间，他投身于酿酒和医学研究。

二、著书立说，终成大作

朱肱罢官之后，积极著书立说，苦心钻研《伤寒论》，用时20年，写成《伤寒百问》3卷，后又增订为20卷。有一次，朱肱在杭州与张蔵相见时讨论《伤寒百问》一书，张蔵将《伤寒百问》改名为《南阳活人书》。朱肱将这本书进献给朝廷，在蔡京的赏识和引荐下，朱肱大受赞赏。《南阳活人书》被国子监刊印后，很快在湖南、两浙、四川、福建等地相继印发。政和四年（1114年），朝廷开始大兴医学，朱肱又重新得到朝廷的启用，他被选派担任医学博士一职，推行朝廷的医药政令。政和五年（1115年），朱肱因不畏权势，直言不讳，又因"坐书苏轼诗"，而被贬达州（今四川省达州市）。在达州期间，朱肱结识了许多志同道合的朋友，他们一起探讨医术，共同进步。朱肱的医术也因此得到了进一步的提升。

朱肱在达州期间，虽然生活困苦，却以医济世，深受当地百姓爱戴。朱肱在医术上精益求精，在医德方面展现出了高尚的品格。他常常为贫困患者免费诊治，甚至自掏腰包购买药材，帮助患者渡过难关。他的善举在达州传为佳话，人们纷纷称赞他为"活菩萨"。

第二年，朱肱复职从达州返京途中，经过洪州时听说宋道方对医学颇有研究，于是带着《南阳活人书》去求教宋道方。宋道方看了《南阳活人书》后，指出书中几十条讹误和失之偏颇之处。朱肱听后若有所思。返回京中后，朱肱对《南阳活人书》进行了多次修改、校正和完善。政和八年（1118年），朱肱再次校正《南阳活人书》错误，并加入了《内外二景图》3卷。

朱肱重返京城，不仅带回了自己的医术和经验，更承载了达州百姓的感激与祝福。在京城，朱肱继续致力于医学研究，多次入宫为皇室成员诊治疾病，其医术之精湛，深受皇室赞赏。

朱肱的医术和学术成就得到了当时医学界的广泛认可，他的著作《南阳活人书》被后世医学家奉为经典之作。其医学思想和方法对后世的医学发展产生了深远的影响，为中医的繁荣和发展做出了重要贡献。

三、深研医理，终有所成

在朱肱所处的时代，疫病频发，对人们的生命健康构成了严重威胁。朱肱深知疫病的危害，为有效解决疫病治疗难题，更好地治病救人，对《伤寒论》进行了深入研究，并结合临床实践，提出了许多独特的治疗方法。朱肱认为《伤寒论》中所说的太阳、阳明、少阳、太阴、少阴、厥阴之为病，是指足三阴、三阳经络为病，因此主张用这6条经络的循行及生理特点来解释伤寒三阴三阳证的发生、传变及转归机理。他首创伤寒传足不传手说，提出辨识六经为病的证候指征。朱肱通过分经辨证以定病位，认为表里、虚实、阴阳是伤寒病的辨证大纲，其中尤以阴阳两纲最为重要；在辨别病性时，主张脉证合参，并明确了各类脉证的阴阳、表里性质。

在疫病治疗方面，朱肱注重辨证施治，善于从患者的体质、年龄、性别等方面入手，全面分析病情，制订个性化的治疗方案。他精通中药的配伍和剂量的调整，重视针灸、按摩等非药物疗法的应用，既注重整体调理，又兼顾局部治疗，综合调理患者的身体，以达到最佳的治疗效果。

朱肱对伤寒病的认识非常深刻，他认为伤寒病是指由于外感风寒之邪，导致人体正气受损，从而引发一系列症状的疾病。在治疗方面，他强调扶正祛邪，既要增强人体的正气，又要祛除体内的病邪；善于运用中药的温热性质，温补脾胃，提高人体的抵抗力，同时配以解表散寒的药物，以祛除病邪。

朱肱强调，对于疫病，预防和治疗同等重要。他认为，预防疫病的关键在于增强人体的正气，保持身体的健康状态。

因此，他提倡人们要注重饮食起居，保持心情愉悦，避免过度劳累和情绪波动。

四、深受爱戴，广受赞誉

朱肱的医术在当时广受赞誉，他治愈了众多患者，挽救了无数生命。他的治疗方法不仅在当时有效，而且对后世的医学发展产生了深远的影响。

朱肱不仅是一位医术高超的医学家，而且是一位具有远见卓识的医学教育家。他注重医学教育的传承和发展，积极培养医学人才，将自己的医术和经验传授给弟子们，为中医的传承和发展注入了新的活力。在他的悉心指导下，弟子们不断学习和实践，逐渐成长为杰出的医学家。

他的医术和学术成就为中医学的发展做出了重要贡献，他的医德和医风也为后人树立了榜样。他的一生都在为医学事业而奋斗，他的精神将永远激励后人不断前行。

继承扬弃，补亡拾遗

——郭雍

郭雍（1106—1187年），字子和，祖籍洛阳（今河南省洛阳市），生于儒学世家。其父郭忠孝师从程颐，对《周易》研究颇深。郭雍传承父学，并通于世务。

一、从父习儒

郭雍早年从父习儒，深受儒家思想熏陶，并对《周易》等经典有深入研究。他隐居峡州（今湖北省宜昌市），放浪长杨山谷间，自号白云先生，过着淡泊名利的生活。在学术方面，他致力于对《周易》的研究，并著有《易说》等作品，对后世产生了深远影响。郭雍的《易说》不仅继承了父亲的学术思想，更融入了自己独到的见解，使得这部作品在易学领域中独树一帜，成为后人研究《周易》不可或缺的重要文献。在儒学领域，郭雍注重修身养性，追求内心的平和与宁静。他认为，儒学不仅是关于社会伦理和政治哲学的学问，更是关于如何做人、如何处世的智慧。因此，他时常研读儒家经典，领悟

其中的道理，以此来指导自己的言行举止。

尽管郭雍隐居不仕，但他的才华和学识得到了朝廷的认可。乾道年间（1165—1173年），因峡州太守任清臣、湖北安抚使张孝祥向朝廷推荐，他被旌表召用，但他并未接受官职，被赐号冲晦处士。孝宗皇帝深知其贤能，常对辅佐大臣称赞他，并命令其所在州郡每年季节时令致礼存问。后来，郭雍被封为颐正先生，朝廷还命令监司派遣官员前去询问他的意见和想法，全部记录并交进朝廷。郭雍虽然远离尘嚣，但他的影响力却渗透到了朝廷之中，成为一位在野的智者，对国家政策和文化发展有不可忽视的指导作用。

二、医学理论，补亡拾遗

郭雍在医学领域，特别是在伤寒学方面，做出了卓越的贡献；在补亡拾遗方面，更表现出了非凡的才华。他深刻地意识到《伤寒论》这部经典著作存在一些残缺和遗漏之处，因此他倾注了大量的心血，撰写了《伤寒补亡论》。在这部著作中，郭雍对《伤寒论》进行了补充和完善，在很大程度上丰富了其内容。

在《伤寒补亡论》中，郭雍广泛汲取了《黄帝内经》《难经》《脉经》《备急千金要方》《外台秘要》《肘后备急方》《诸病源候论》《类证活人书》《伤寒总病论》等古代医学典籍中的精华部分。在借鉴这些经典著作理论的同时，他结合庞安时、常器之、王仲弓等医学家的学说，融入自身丰富的临床实践经验，对《伤寒论》进行了全面而深入的阐释和补充，对《伤寒论》所载之方提出了自己的见解。他强调，对经方必须谨慎对待，务必以稳妥为要，以免引起误治。如他对盗汗后出现的症状进行了详细的描述，并补入了相应的方剂。

郭雍在《伤寒补亡论》中提出了"伤寒有五"的理论，即伤寒病包括中风、伤寒、温病、暑病和湿温 5 种类型。这一理论是对《难经》"伤寒有五"之说的进一步阐释和发挥，旨在限制伤寒病的范围，并明确其病因和病机。他认为，这 5 种伤寒病虽然名称不同，但都是由于外感寒邪所致，且其病理变化都表现为热证。

在医学领域，郭雍尤其注重实践与应用。他常常深入民间，观察病情，收集病例，与同行交流，不断修正和完善自己的医学理论。他医术精湛，治愈了许多疑难病症，深受百姓的信赖和尊敬。

郭雍在补亡拾遗方面的贡献主要体现在以下 3 个方面：

其一，创立新理论，提出"卫气不共荣气和谐"论。这一理论为"太阳经证有汗无汗"的机制提供了更为合理的解释，进一步发展了这一病机的理论。他创立"毒气致厥"学说，对寒厥和热厥提出了独到的见解；创立"毒血相搏"致黄疸说，对黄疸的产生原因有了更为深刻和全面的认识。郭雍强调厥病是由阴阳失调、气机逆乱所引起的疾病，主要表现为突

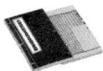

然昏仆，不省人事，或伴颜面苍白、汗出、四肢逆冷等症状。他指出，厥病的发生与多种因素有关，包括外邪侵袭、七情内伤、饮食劳倦、亡血失津以及剧烈疼痛等。在厥病的分类方面，郭雍将其分为寒厥和热厥两种类型。寒厥主要表现为手足厥冷、无热、畏寒、神情淡漠、身冷如冰等；而热厥则表现为手足如炭火炮烙，或如入汤中，伴有发热、烦渴、躁动不安、胸腹灼热等症状。这种分类方法不仅有助于临床上的鉴别诊断，还为疾病的治疗提供了重要依据。在治疗方面，郭雍主张根据厥病的病因、病机和症状进行辨证施治，强调调和阴阳、疏理气机、交通上下是治疗厥病的基本原则。在具体用药上，注重选用能够调和阴阳、温通血脉的药物，如桂枝、麻黄、附子等，以恢复机体的阴阳平衡和气血流通。

其二，对温病进行了细致的分类，提出"温病有三"论，即伏气温病、新感温病和传染温病。他指出，这3种温病虽然都属于温病的范畴，但其病因、病机和临床表现都有所不同。他提出了针对温病的具体治疗方法，强调在治疗温病时，要根据患者的具体病情和体质特点，灵活运用各种治疗方法，以达到最佳的治疗效果。在温病领域，郭雍提出了"新感温病"理论，这是他在温病病因和分类方面的重要贡献。他认为，温病不仅限于"冬伤于寒，春必病温"的传统观念，还包括春季新感风寒温气而病的情况。此外，他对发疹性疾病的认识也更加科学，能够准确地抓住斑疹伤寒、天花、水痘、麻疹、荨麻疹等疾病的主要特点从而进行鉴别，开了我国传染病鉴别诊断的先河。

其三，补充治法与方药，立足临床，强调轻重缓急，重视"因时、因地、因人"三因制宜的治疗原则。他弥补了《伤寒论》在方剂方面的不足，提出了许多独到的见解。如他针对发汗后饮水过多导致的喘证，提出了五苓散的治法，体现了其在治疗上的灵活性和创新性；重视小建中汤在调理虚证中的应用，认为在某些情况下，宜先使用小建中汤以补益中气，再行其他治法。

可以说，郭雍的《伤寒补亡论》极大限度地丰富了《伤寒论》的内容，为伤寒学说的研究开辟了新途径，也为后世抗击疫病提供了有效借鉴。他的补亡拾遗工作对后世医学产生了深远的影响，被后人誉为伤寒学派的杰出代表之一，他的学术成就和贡献在医学史上留下了浓墨重彩的一笔。

寒凉一派，主火神医

——刘完素

刘完素，字守真，自号通玄处士，是金代河间（今河北省沧州市）人，因此后人又称他为"刘河间"。他是中医历史上著名的"金元四大家"之首，也是"寒凉派"的创始人和"温病学"的奠基人之一。

一、生于乱世，立志学医

刘完素生活的时代，正值南宋与金朝南北对峙，战乱纷繁，民不聊生，而河间地区正是金人进攻中原的主要战场之一，百姓备受战乱的纷扰，加之天灾肆虐，水灾、旱灾、虫灾时有发生，瘟疫横行，百病丛生。当时的医疗水平不发达，依然沿用宋代的医疗习惯，大夫辨证处方、对症下药的能力不足，远远不能满足社会需求。很多患者因得不到及时医治或药不对症被误治而亡。

生活在乱世中的刘完素颠沛流离，命途多舛。他幼年丧父，后遭遇水灾，不得已随母逃难。有一次母亲患病，因家境贫寒，刘完素三请医生而不得，其母因延误最佳治疗时机而撒手人寰。母亲病逝、百姓枉死，促使刘完素立志学医，济世愈疾。

此后，刘完素开始学医，大半生云游四方，谋食于江湖。他始终在民间行医，由于医德好，医术高明，救人无数，深受百姓爱戴。有一年，金章宗完颜璟的公主患了重病，御医们都对公主的病情束手无策。金章宗只得下旨让全国各州府推荐出色的医生，刘完素得到了河间府的举荐，得以进宫为公主诊治。一番望闻问切后，刘完素开出了 1 剂药，公主服用后果然有起色。之后，刘完素又开出 2 剂药。公主服完这 3 剂药，药到病除，大病痊愈。金章宗又惊又喜，不惜重金赏赐，想将刘完素留在宫中。但刘完素心系贫苦百姓，无心仕途，为了留在家乡为贫苦的百姓治病，他巧施妙计，3 次推辞章宗的征召。章宗明白了刘完素的心意后，被他淡泊名利的品行所感动，遂赐号"高尚先生"。

50 岁以后，刘完素在医学上已有相当高的修养，医术非常高明，连他自己也认为到了"左右逢源、百发百中"的程度。在烽烟四起的战乱年代，他以医术为百姓解除疾苦。他家门前，经常车水马龙，挤满了远道赶来的发热患者；甚至一些昏迷的患者是被抬来的，被他扎上几针，服了几剂他开的药以后，竟然奇迹般地恢复健康了。有时他还会送医送药给贫困的患者，因此深受百姓爱戴。有一次，他在路上见到一家人正在

发丧，得知是产妇难产致死，可他见到棺中有鲜血淌出，便令人放下棺材，马上开棺诊治。他在产妇的涌泉等穴位扎了几针，妇人竟然苏醒了，再针其合谷、至阴等穴位，胎儿竟然顺利地产下。家属忙跪地叩首，视之若神仙下凡。

二、深耕医学，颇有作为

刘完素认为处方用药，要因人而异。在临床中，应视患者的身体状况、所处的环境和疾病的实际情况来用药，不可一成不变。他也极不满意当时朝廷要求使用"局方"，又不可随意加减的规定，坚持辨证施治，酌情发挥。

相传刘完素自幼聪明，勤奋好学，尤其好读医书。他在年轻时阅读过大量医书，从中学到了很多医学知识。然而，他也发现很多医书内容浮浅，理论解释不清，甚至有很多错误，这可能会给患者造成伤害。当时的很多医生看病，只是墨守成规，按病开方，有些医家重视搜集药方，似乎掌握的方子越多，医术就越高，本事就越大。他们不问医理，头痛医头，脚痛医脚，忽视医学理论的研究。在长期读书探索和实践观察中，刘完素逐渐打破只重实践、不问医理、墨守成规、不图进取、但求其末、不求其本的世俗习惯，开始重视医学理论的研究。他知道，要想做个好医生，必须懂得医学理论，治病不但要知其然，而且要知其所以然。他在25岁时开始研习《黄帝内经》，对《素问》爱不释手，并将之视为"终身诵读"之书，从25岁一直读到60岁，日夜不辍地读了整整35年。他在《素问病机气宜保命集·自序》中谓："余二十有五，志在《内经》，日夜不辍，殆至六旬。"由于刘完素终生致力于研究《素问》，他的主要著作及学术思想，均发挥了《素问》要旨。

刘完素以《黄帝内经》为学术基础，精研医理，把《黄帝内经》中关于火热病致病原因的内容选摘出来，并加以阐释。其中属于"火""热"致病的内容共有9条，计17种疾病类型；而属于"风""寒""湿"等原因致病的内容，只各有1条，几种类型。此外，他还将火热病的类型从17种扩充到50多种。这就是被他称为"素问玄机原病式"的200多字。刘河间为这200多字做了2万多字的注解说明，而该书（《素问玄机原病式》）也成了他的代表作。在这本著作中有80%以上的病都属于火热病，或与火热有关。刘完素深研《黄帝内经》病机十九条，发现六气为病中缺少燥淫一条，他便加以补充（"诸涩枯涸，干劲皴揭，皆属于燥"），从而完善了《黄帝内经》关于六气病机的论述。

他还提出了"六气皆从火化"的观点，认为"风、寒、暑、湿、燥、火"六气都可以化生火热病邪，治病，尤其是治疗热性病的时候必须先明此理，才能处方用药。由他所创的方剂凉膈散、防风通圣散、天水散、双解散等，都是效验颇佳的著名方剂，至今仍被广泛应用于临床。

对于《黄帝内经》中的"五运六气"，他也有深入的研究和独到的见解，并善于运用五运六气的方法来治病。他认为没有一成不变的气运，也没有一成不变的疾病，因此，医生在处方用药时必须灵活机变，具体问题具体分析。刘完素治疗热性病的完整理论和其对"五运六气"的独到见解，对后世中医学的发展有着深远的影响，对于温病学派的形成也起到了铺垫作用。

他发展了伤寒学说，极力主张使用寒凉药物治疗热性疾病，为中医治疗热病开辟了新的途径，并对后来"攻邪派""滋阴派"的形成产生了重要影响。

刘完素还很重视针灸疗法，在临床中他特别注重井穴、原穴的应用，并偏好使用五腧穴。他以"火热论"思想指导针灸临床治疗，形成了以清热泻火为基础的针灸学术思想，对金元以后的医家影响很大。

对于妇科疾病，刘完素在《素问病机气宜保命集》中提出了著名的妇科"三期分治法"——"妇人童幼天癸未行之间，皆属少阴；天癸既行，皆从厥阴论之；天癸已绝，乃属太阴经也"，并基于此对妇科疾病的治疗提出了"少年治肾，中年治肝，老年治脾"的三大法则。这一认识，为中医治疗妇科疾病提供了理论根据和宝贵的临床经验。

刘完素对中医学的另一贡献是疾病分类。他把疾病分为风、热、伤寒、积聚、痰饮、水湿、劳、燥、痢、妇人、补养、眼目、小儿、诸痛、疟疾、痔、杂病等17门，成为后来研究医学的人对疾病分科的重要参考。

三、固本守心，声名远扬

刘完素一生著述较多，主要有《黄帝素问宣明论方》《素问玄机原病式》《素问病机气宜保命集》《内经运气要旨论》《伤寒直格》《伤寒标本心法类萃》《三消论》，另有《素问药注》（已佚）等。

刘完素以"神医"之名享誉一时，《河间府志》把他比作扁鹊，云："郑之有扁鹊，河间之有刘守贞……皆精于岐黄者。"他四处行医，解厄扶危。由于他非常了解百姓的疾苦，用药量少且价廉，深受百姓拥护。

在他长期行医的河间、肃宁（今河北省沧州市肃宁县）、保州（今河北省保定市）等地，关于他治病救人的故事在百姓间广为流传。时至今日，人们依然以庙会这种形式，延续着对他的纪念。

刘完素辞世后，人们为了纪念他，把他的出生地肃宁洋边村改名为师素村，把他长期生活的河间十八里营改名为刘守村，而且在肃宁、河间和保州等地都建了庙宇和祠堂来纪念他。如在河间，老百姓就特地建造了一座"守真祠"来纪念他。

"攻邪派"代表

——张从正

金代，有这样一位医家，他私淑刘完素，对于汗、吐、下三法的运用有独到的见解，扩充了此三法的应用范围，并积累了丰富的临床经验，形成了以攻邪法为主治疗疾病的独特风格，为中医学病机理论和治疗方法的发展做出了重要贡献。他一生著述颇丰，代表作有《儒门事亲》等。他就是金元四大家之一，"攻邪派"的代表——张从正。

一、幼承庭训，博极医源，精勤不倦

张从正（1156—1228年），字子和，号戴人，睢州考城张老庄（今属河南省兰考县）人。张从正10余岁时继承庭训，跟随父亲学医，博览医书，深究医理，勤奋自励，弱冠成器，20余岁悬壶应诊，中年时即成一方名医。他治病用药以寒凉药为主。他认为，风、寒等是天之邪气，雨、露等是地之邪气，最容易使人染病；饮食的酸、苦、甘、咸等是水的各种邪气，也是致病的原因。他认为这些病因都不是人体固有的，一旦引发疾病，就应当将其排出体外。祛除方法以汗、下、吐三法为要，凡风寒痼冷所致，疾病在下，可用下法；凡风痰宿食所致，可用吐法。他奔波于陈州、汴京、归德府等数十个府、州、县行医，医疾救亡，功绩卓著，深得百姓敬仰。后来张从正长期在陈州宛丘县行医，故又有人称他为"张宛丘"。

金宣宗兴定年间，张从正被谕诏担任太医之职，但因这非其所愿，不久便辞职归里。随后，他与麻知己、常仲明等人一同讲研医理，并著书立说，流传后世。约1228年，张从正著成《儒门事亲》，意为儒者能明事理，事亲的人应当知医道。当时，因有人对汗、吐、下三法持有异议，故书中有说，有辨，有诫，有笺，有论，有疏，有十形三疗，还有六门三法等目。其核心理念在于攻，故称为攻下派。

张从正一生著述颇多，除《儒门事亲》15卷之外，尚有《伤寒心镜别集》1卷、《张氏经验方》2卷、《张子和治病撮要》1卷、《秘传奇方》2卷传世，其余著述因年代久远等原因，没能流传下来。他在学术上继承了《黄帝内经》《难经》《伤寒论》等典籍的理论与观点，十分推崇刘完素的学术思想。刘氏在临床上强调六气化火与五志化火的理论，认为治疗火热病应从表里分治，以散火热之邪。张氏私淑其谈，但并不侧重于火热病机，反而对刘氏祛邪的观点深有体会。《金史》称赞他道："精于医，贯穿《素》《难》之学，其法宗刘守真，用药多寒凉，然起疾救死多取效。"

二、首重汗、吐、下三法，创立攻邪学说

张从正一生撰写了 10 余种医著，其中《儒门事亲》一书，共 15 卷，详细介绍了其汗、吐、下三法的学术观点，书中记载了各种疾病的临床治疗方案，并附有医案。张从正将疾病产生的原因总归于外界不同邪气的侵袭，强调邪气致病，但这并非忽略了人体之虚，或在疾病过程中有正虚的因素。他认为，疾病的产生主要是邪气的作用，若先补其正气则真气未旺，反而助长邪气，更损伤正气，使人体正气得不到恢复。这就像以筑堤之法治理洪水，若不疏通河道，反而会使洪水得不到控制；而祛邪之法有助于疏通河道，可使邪气得以祛除，正气得以恢复。由此，张从正提出了攻邪即扶正的辩证关系，认为"不补之中，真补存焉"。其祛邪理论强调人体应以气血通达为常。他认为，"《内经》一书，惟以血气流通为贵""天之六气，风、暑、水、湿、燥、寒；地之六气，雾、露、雨、雹、冰、泥；人之六味，酸、苦、甘、辛、咸、淡。故天邪发病，多在乎上；地邪发病，多在乎下；人邪发病，多在乎中。此为发病之三也"。他根据发病部位（上、中、下）和具体症状的不同，分别采用汗、吐、下三法治之，即"处之者三，出之者亦三也"。这三邪理论，体现了张从正对邪气的独特见解。张从正从这一认识出发，提出"陈莝去而肠胃洁，癥瘕尽而营卫昌"的观点，认为通过攻邪之法，可以调畅人体气机，

疏达气血，"使上下无碍，气血宣通，并无壅滞"，从而使身体恢复健康。

张从正强调攻邪，并将其归纳为汗、吐、下三法。他认为，只要邪气存于肌表，尚未深入，便可应用汗法。汗法，包括灸、蒸、熏、渫、洗、熨、烙、针刺、砭射、导引、按摩等方法，"凡解表者，皆汗法也"。在具体应用方面，张氏认为首先要明辨阴阳、表里、寒热、虚实。在实际应用时，不仅表证可用，诸如有里证者，若兼有表证之象亦可应用。张从正尤为重视辛凉发汗与辛温发汗适应证之不同，强调需结合地域、季节、体质、邪气性质、个体禀赋及脉象特征等因素，鉴别应用。另外，在应用汗法时，他强调汗出之时要周身出汗，要渐渐出汗，且不宜出汗过多，这是十分重要的原则。

对于吐法，他认为凡风痰、宿食、酒积等在胸膈以上的大实大满证均可应用。如伤寒或杂病中的头痛和痰饮造成的胸胁刺痛、失语、牙关紧闭、神志不清、眩晕恶心等症状，都属于病邪在上，均可用吐法。当然，他所说的吐法，不单指涌吐，"引涎、漉涎、嚏气、追泪，凡上行者，皆吐法也"。在具体应用方面，一般情况下，凡吐至昏眩，饮用冰水可解，若没有冰水，服用凉水亦可。此外，对于性情刚暴、好怒喜淫、信心不坚、病势临危、老弱气衰、亡阳血虚、自吐不止，以及患诸种血证的患者，均禁用吐法。

下法不局限于通泻大便，"催生、下乳、磨积、逐水、破

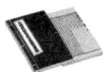

经、泄气，凡下行者，皆下法也"。张从正将具有通达气血、祛除邪气作用，能使邪气从下而行的多种治疗方法统归为下法。张氏扩大了下法的概念，因此张氏下法的应用范围亦是十分广泛的。如胃肠部有各种结滞者；伤寒大汗后，因劳而复发，热气不尽者；杂病腹中胀满疼痛不止而内有实邪者；目黄、九疸、食劳及落马、堕井、打扑、损伤等外伤者，均可选用下法。

张从正十分重视邪气致病和气血流通的理论，因此，其对补法的运用十分谨慎。他强调补法的运用应当针对病情，不能滥用，反对无病之人滥服补药。对于患病之人，他认为邪未去而先投补，往往会以粮资寇，反而助邪伤正；只有对纯虚无实的患者，才可使用补法。至于具体补养正气的方法，张从正特别重视食补。他十分重视人体胃气的盛衰，认为它直接影响食补的效果，保护胃气，使水谷得以消化，人的正气就能够恢复。

三、三因制宜，治疗时气疫病

张从正主张治疗时气疫病应因时、因地、因人制宜，他在《儒门事亲·卷一·立诸时气解利禁忌式》中指出："凡解利伤寒、时气疫疾，当先推天地寒暑之理，以人参之。南陲之地多热，宜辛凉之剂解之；朔方之地多寒，宜辛温之剂解之。午未之月多暑，宜辛凉解之；子丑之月多冻，宜辛温解之。少壮气实之人，宜辛凉解之；老耆气衰之人，宜辛温解之……如是之病，不可一概而用，偏热、寒凉及与辛温，皆不知变通者。夫地有南北，时有寒暑，人有衰旺，脉有浮沉，剂有温凉，服有多少，不可差玄。病人禁忌，不可不知。"

金泰和七年（1207年）和泰和八年（1208年），瘴疠、疟病染疫者甚众，张子和遵循《黄帝内经》《伤寒论》的医理进行辨治，取得了良好的疗效。《儒门事亲·卷一·疟非脾寒及鬼神辨》记载："余亲见泰和六年丙寅，征南师旅大举，至明年军回，是岁瘴疠杀人，莫知其数。昏瞽懊侬，十死八九，皆火之化也。次岁疟病大作，侯王官吏上下皆病。轻者旬月，甚者弥年……余尝用张长沙汗、下、吐三法，愈疟极多。"针对当时的时疫疟病，时医常从脾寒论治，多用热药；对于病情严重者，则归咎于祟怪。张子和从三因制宜出发，认为以脾寒论治疟病的疗效较差，仅"百千之中，幸其一效"，指出"疟非脾寒及鬼神"；并将疟病的辨证论治理论追溯至《黄帝内经》《伤寒论》，指出疟病的病因关键在于伏藏于膜原的暑热邪气，其本质是热，故不可以脾寒论治，不可用大热之药。同时，他还强调"扰攘之时，政令烦乱，徭役纷冗，朝戈暮戟，略无少暇，内火与外火俱动"，即在战乱动荡之时，尤其不可使用大毒大热的药物。本身内火与暑热邪气夹杂，若误用大热药物，则容易转为坏病，后患无穷。他认为疟病的处方用药，"宜先以白虎汤加人参、小柴胡汤、五苓散之类，顿服立解；

或不愈者，可服神祐丸、藏用、神芎等。甚者可大小承气汤下之，五七行或十余行，峻泄夏月积热暑毒之气。此药虽泄而无损于脏腑，乃所以安脏腑也。次以桂苓甘露散、石膏知母汤、大小柴胡汤、人参柴胡饮子，量虚实加减而用之。此药皆能治寒热往来、日晡发作"。

此外，张从正还提出治疗疫病可用凉水卧灌之外治法。《儒门事亲·卷一·小儿疮疱丹熛瘾疹旧蔽记》曰，"五寅五申之岁""少阳相火司天"，小儿患疮疱、丹熛、瘾疹者极多，"疮疱黑陷，腹内喘者"，令患儿"睡卧于寒凉之处，以新水灌其面目手足"，内服白虎加人参汤之属。另外，书中还记录了一患儿热毒内陷之后假死，受冰冷的河水刺激而"复活"的案例。这为高热疾病运用冷卧、冷敷、冷浴之法治疗，提供了有益的探索和借鉴。

张从正承袭《黄帝内经》及张仲景学说，私淑刘完素之学，创"病由邪生，攻邪已病"的攻邪学说，丰富和发展了中医病因学理论。在临床上，张氏吸取和发挥了前人理论，扩大了汗、吐、下三法的应用范围，促进了治法理论的发展，并且具有很高的实用价值。张氏的攻邪理论突破了《伤寒论》六经辨证的常规用药规律，为后世温病学的发展提供了宝贵的理论和实践基础。他以敢于实践的精神，成为独具风格的一代名医，在中医学发展史上占有重要地位，为中医学的发展做出了重要贡献，值得我们认真学习与深入研究。

千金散去换学识的"补土派"创始者
——李东垣

　　李东垣（1180—1251年），原名李杲，字明之，晚年自号"东垣老人"，真定（今河北省正定县）人，金元四大家之一，"补土派"创始人。

　　李东垣师从张元素（"易水派"创始人），通过长期的临床实践，提出"内伤脾胃，百病由生"的观点，进而创立了"脾胃学说"。因脾胃在五行中属土，故后世称其为"补土派"。李东垣的主要著作有《脾胃论》《内外伤辨惑论》《兰室秘藏》和《医学发明》等。

一、初识医学——李东垣的早年求学之路

　　李东垣出生在富贵之家，自幼天资聪颖，博闻强识，沉稳安静，喜爱读书，跟随名师王从之、冯叔献学习，20多岁便成为当地有名的儒生。为探讨学问，他在自家宅院的空地上建了一座书院，专门用于接待来访儒士。遇到生活困难、用度不足的人，他总是尽力去周济。金章宗泰和年间（1201—1208

年），天灾不断，李东垣竭尽全力救济灾民，使很多人得以保全活命。

后来，李东垣的母亲王氏患病，请了许多医生前来诊治，吃遍各种方药，病情不但不见好转，反而日益加剧，最终不治身亡。自此，李东垣痛恨世上庸医"习经之不精，见证之不明，其误人也多"，于是立志学医。他听说易州（今河北省易县）张元素医术闻名燕赵，便携带厚礼，拜在张元素门下，学习数年，尽得其真传。

张元素，字洁古，金代易州人，自幼聪敏，8岁应"童子举"，27岁"试经义"进士，因犯"庙讳"而落榜，遂弃仕从医。起初，张元素医术不精，经深入研究《黄帝内经》等医学经典后，医术大进。后来，张元素仅用1剂药，就把后世称为金元四大家之一的"寒凉派"创始人刘完素的病给治好了，从此声名鹊起。张元素强调"宗《内经》法，学仲景心"，也就是说要认识到张仲景"辨证施治"的核心，不能盲目套用；同时倡导"古方今病，不相能也"，强调患者、疾病以及环境等都在发生变化，照搬古方是错误的。张元素这种尊重实践、敢于破旧立新的思维，对李东垣影响很大。

二、创新理论——李东垣与"脾胃学说"

家境优渥的李东垣并未以医为业。1202年，李东垣按照金朝的制度交钱买了个官位，担任济源地区（今河南境内）监税官的职务。在此期间，当地流行一种俗称"大头天行"的疾病，即一种以头面红肿、咽喉不利为主要症状的传染性疾病。当时的医生查遍医学古籍，却找不到对此病的论述，多用泻剂治疗但效果不佳，患者接连去世。尽管这样，医生并不认为是误治之过，患者家属对此也无异议。唯有李东垣觉得患者死得冤枉，便潜心钻研《黄帝内经》《伤寒论》等书，从症状到病因，反复探讨，探求病变的根源，终于研究出了一张方子，治疗此病非常有效。后来，他将这张方子刻在木碑上，插在人来人往的热闹地方，患病者抄了回去，几乎没有治不好的。还有人将这张方子刻在石碑上，以便流传更广。当时，人们都以为这是神仙留下的神方，李东垣也因此有了"神医"之名。

此后不久，李东垣为躲避元军的侵扰，弃官迁居汴梁（今河南省开封市）。迫于生计，他正式悬壶为医。当时，蒙古军队围困汴梁已达3个月之久，在这期间又出现瘟疫流行的情况，当地的医生用传统的伤寒法医治，屡无效，病死者十有八九。李东垣亲眼见证了整个过程，认为他们治疗这种疫病的方法是错误的，把这次疫病治疗的失败称为"壬辰药祸"。

李东垣认为，当时战乱频繁，百姓在饥饿、惊慌、忧愁中生活，大多起居饮食没有规律，易伤脾胃，而有钱有势的达官贵人们，他们养尊处优，膏粱厚味，也易伤脾胃，故人们所患疾病多属此类。因此，李东垣认为只读古方是不够的，必须针对社会现实分析患者的具体特点来研究方药。最终，在继承

张元素重视脾胃及脏腑辨证学术思想的基础上，李东垣提出了"补土"理论。他认为脾胃是元气之源，而元气是人体生命活动的根本，因此，人体诸病皆可通过调理脾胃加以治疗，治疗原则着重于补脾升阳。此外，他提出"阴火"即内伤发热，并有针对性地确立了"甘温除大热"的治疗方法，创制补中益气汤和升阳散火汤等方剂，为治疗内伤发热开辟了新路径。

三、名扬四海——李东垣的医术成就

李东垣的"补土"理论在当时的医学界引起了轰动，许多人对此表示怀疑和反对。但他并没有放弃，坚信自己的理论是正确的，并继续深入研究和完善。最终，他的努力付出得到了回报，许多患者在接受补土派的治疗后，病情得到了显著改善，这进一步证明了补土派的理论价值和实践意义。

随着补土派的兴起，李东垣治愈了许多疑难杂症，逐渐赢得了人们的认可和信任。人们对他充满了敬意和感激，他的名声也逐渐传遍了大江南北。明代名医王纶在《明医杂著》中指出："外感法仲景，内伤法东垣。"王纶将李东垣内伤学说与张仲景外感学说并论，足见其在医家中的地位。补中益气汤被临床医生广泛应用，在疾病的治疗方面发挥了非常重要的作用。

从年少时的风流倜傥，到中年时的颠沛流离，李东垣经历了瘟疫、灾荒、战乱、饥饿、居无定所。他经历过辉煌，也

经历过人生至暗时刻，他凭借着自己坚定的信念，领悟了医道真谛，拯救了无数生命。晚年时，李东垣不知疲倦地与时间赛跑，收徒、传学问、著书立说，像一根红烛一般，将自己燃烧殆尽，为中医界留下了宝贵财富。这缕烛光虽微，却一直照射到了今天，影响深远。

传承师志，疗疮显名

——罗天益

罗天益（1220—1290年），字谦甫，号容斋，元代藁城（今属河北省石家庄市）人，为"补土派"代表人物李东垣的弟子。

罗天益在易水学派的传承中起到了很大的作用，同时也在易水学派中占有较高的地位。其学术思想主要源于以下两方面：一是勤奋读书，精研医籍，深刻领悟医籍中的奥妙之处，形成了自己的医学思想，撰写了《卫生宝鉴》24卷（1283年），讨论方药及药理，并附列验案；二是师承大家李东垣，在其师逝世后，刊行了李东垣的《兰室秘藏》《脾胃论》等多部著作，东垣之学因而得以传播。可以说，金元四大家之李东垣学冠天下，无罗天益则无以传其学；易水学派至李东垣方为天下显学，无罗天益则无以行天下。

一、弃儒习医——罗天益的医学之路

罗天益的生平史料无从考据，但根据其拜师李东垣时的拜师帖《上东垣先生启》中所提及的其自幼学经诵史，20 岁后因战争不断，社会动荡，迫于生计而转为学医，常感"才非卓荦，性实颛蒙，恐贻人之讥，常切求师之志"，可知其拜师李东垣前已具备一定的医学基础和临床技能。根据《东垣老人传》记载，1244 年李东垣还乡定居后，勤于著述并物色传人。此时，罗天益为精进医术，经友人举荐拜师于李东垣门下。初见时，李东垣便问："你来学习是要做赚钱的医生呢，还是要做继承和发扬医学遗产的医生呢？"罗天益当即回答要做后一种医生。李东垣非常满意，收罗天益为徒，不但承担了他的日常生活费用，还在其学医 3 年后奖励 20 两白银助其养家。自此，罗天益一直随侍老师左右，一边研习医学理论，一边临证治病，学习易水之学。据记载，"丙午岁（1246 年），予居藁城，人多患疔疮，县尹董公……榜示通衢，有患疔疮者，来城中罗谦甫处取药。如此一年余，全活者甚众"。由此可知，罗天益在藁城行医时已经享有一定声誉，获县尹董公赏识，聘其为百姓治疗传播极广之疔疮，而此时罗天益拜李东垣为师仅 2 年。

1251 年，李东垣临终时把平日所著医书，清检校勘，整理成册，分类依次排列，陈列在几案前，嘱咐罗天益说："这些书交给你们，不是为李明之、罗谦甫，而是为天下的后来人。谨慎传世，不要将它埋没了，要推广应用它。"罗天益谨记老师教诲，不求为己，而为后世医家，先后整理刊行了李

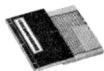

东垣所著的《脾胃论》《内外伤辨惑论》《兰室秘藏》《医学发明》《活法机要》等学术著作，为传播东垣之学、发扬易水派学说起到了重要作用。作为学生，罗天益也堪称楷模，在李东垣逝世后，他侍奉师母王氏如嫡母，供养其十几年，并在师母去世后，将她厚葬。

二、师徒传承——集"易水派"之大成

1253年，罗天益因医术精湛，被忽必烈征召为军医。同年，他向针灸学家窦子声和忽泰必烈、曲阳县刘禅师、太医颜飞卿等著名医家学习，虚心好学的态度使他的医术不断精进，后升至太医之职，奉召应请，为人治病。

当时，元朝多次发动对南宋的军事进攻，罗天益在元朝军队中救死扶伤。军队中的军士、军官及其家属们的疾病以胃肠病多见，传染病次之，军队驻地官员则多见内科杂症。罗天益以丸、散、膏、丹为主，少有汤剂，辅以针灸，以此来适应军队流动作战和在野外时的状况。《卫生宝鉴》中对于军队医疗活动的记载是我国古代军事医学难得的资料。

罗天益强调脾胃在疾病发展过程中的重要作用。在临床治疗中，他钩玄东垣针法之精华，处方以中脘、气海、足三里3穴为主，而且绝大部分配合灸治疗法。在用药方面，他反对药物的滥用、误用；在针灸方面，主张用灸法来温补中焦，这样既可以治疗中焦不足的虚寒证，又可以治疗气阴两虚的虚热

证。他不仅弥补了前人之不足，还发展了刘完素热证用灸、李杲甘温除热的理论观点，继承和发展了金元四大家的针灸学术思想。

罗天益勤于著述，他将医学知识分经论证而以方类之，历时3年三易其稿而成《内经类编》（已佚）。1266年，罗天益以所录东垣效方类编为《东垣试效方》9卷。另外，他还著有《药象图》《经验方》《医经辨惑》等书，均佚。1283年，罗天益撰写了《卫生宝鉴》24卷，讨论方药及药理，并附列验案。全书以《素问》《难经》及诸家学说为理论基础，继承并发扬了李东垣的脾胃学说。《卫生宝鉴》的针灸学术特点主要体现在以下5个方面：一是发展东垣脾胃学说，倡导三焦辨证，创用或倡用温补中下焦之气、散寒除热、升阳举气、培补元气诸法，如艾灸三要穴（中脘、气海、足三里）、葱熨法、隔盐灸脐法、药物敷涂脐下法等；二是以三棱针、锐针、砭刺、燔针等刺血排脓，以起到通络活血、泻热祛邪、排毒止痛的作用，治疗外感、阳证、阴证和痈疽病等；三是取用井穴，应用大接经法治疗中风，扩大了大接经法的应用范围；四是针、灸、药各有所长，根据疾病的标本缓急，灵活应用针、灸和药物，或针、灸、药并用，或针、灸并用，或针、药并用，或灸、药并用；五是根据各科疾病特点，选用相应的药物外治法治疗儿科、耳鼻喉科、眼科、口腔科、皮肤科、外科和肛肠科等疾病。

　　李东垣的脾胃学说在经过罗天益的进一步发展后，后世医家们又确立了一系列以"温养补虚"为临床特色的治疗虚损病证的方法。如以"温补阴阳水火"为核心的命门学说，习称"温补学派"者，实际上是李东垣、罗天益"补土派"学术思想的延续。在临床实践中，对于虚寒证和虚热证，罗天益温补脾胃益中焦、温补元阳益下焦，善用艾灸、温熨法、脐疗法，以中脘、气海、足三里为主穴加减使用，获得了较好的疗效，这在《卫生宝鉴》的医案中均有体现。当下，罗天益的这一学术特点仍备受医者重视，不仅在临床中被广泛应用，学界还对其作用机制展开了深入探讨。

　　罗天益生活于金末元初，他的学术思想遥承于张元素，受李东垣影响，又突出脏腑辨证、脾胃理论、药性药理运用的易水学派特色，成为易水学派理论形成和发展过程中承前启后的一位重要医家。可以这么说，李东垣之学因罗天益而得以传布天下，易水学派之发扬光大，也得益于罗天益不遗余力地推行。

"滋阴派" 创始人

——朱丹溪

元代，有一位医家，他力倡 "阳常有余，阴常不足" 之说，创立阴虚相火病机学说，与刘完素、张从正、李东垣并称为金元四大家，在中国医学史上占有重要地位。他就是 "滋阴派" 创始人——朱丹溪。

一、素怀惠民之心，从儒转医

朱震亨（1281—1358 年），字彦修，元代著名医学家，婺州（今浙江省义乌市）人，因其故居有条美丽的小溪，名曰 "丹溪"，遂学者称其为 "丹溪翁" 或 "丹溪先生"。朱丹溪自幼聪明，年长者对他都很器重，但他年稍长后却弃而不学，变得崇尚侠气，争强好胜，若乡中望族仗势欺人，"必风怒电激求直于有司，上下摇手相戒，莫或轻犯"。在他 36 岁时，闻得朱熹四传弟子许谦居于东阳八华山中，"学者翕然从之，寻开门讲学，远而幽、冀、齐、鲁，近而荆、扬、吴、越，皆不惮百舍来受业。及门之士，著录者千余人"，不禁叹道："丈夫所学，不易闻道，而唯侠是尚，不亦惑乎？"于是抠衣往事，就学于许公门下，听其所讲"天命人心之秘，内圣外王之微"，方悔恨昔日之"沉冥颠沛"，不由汗如雨下。自此，朱丹溪茅塞顿开，日有所悟，数年之后，学业渐成。一日，地方官设宴招待应举之士，朱丹溪应试书经，但偶遇算命先生，先后两卦均言不利。朱丹溪竟以为天命，遂绝仕进之念，以为"苟推一家之政，以达于乡党州间，宁非仕乎"。于是他就在祖宗所建"适意亭"遗址上，造祠堂若干间，于其中"考诸子家礼而损益其仪文"；又在祠堂之南复建"适意亭"，使同族子弟就学其中。

朱丹溪常为百姓挺身向前，凡遇"苛敛之至"，"即以身前，辞气恳款，上官多听，为之损裁"。此外，他还积极组织百姓一起兴修水利，为民谋福。当地有个蜀墅塘，"周围凡三千六百步"，能灌溉农田六千多亩，但因堤坏水竭，屡致旱灾。在朱丹溪的领导下，百姓齐心协力修筑堤防，并开凿了三条渠道，巧妙地对水流进行调节，一方百姓皆从中受益。

朱丹溪之所以从儒转医，主要有以下两方面的因素。一方面，他素怀惠民之心："吾既穷而在下，泽不能致远。其可远者，非医将安务乎？"另一方面，在他30多岁时，母亲有疾，诸医束手，亦使其有志于医，遂取古代经典医籍细细观之，三年而有所得。又过了两载，他竟然自己处方抓药，治愈了母亲的旧疾。又其师许谦本不以名利为务，教授学生"随其材分"而定，"咸有所得"。又说："吾卧病久，非精于医者不能以起之。子聪明异常人，其肯游艺于医乎？"此言正中朱丹溪下怀，于是尽焚以往所习举子业，一心致力于医。

二、自创新说，成为"滋阴派"创始人

朱丹溪在研习《素问》《难经》等经典著作的基础上，访求名医，受业于刘完素的再传弟子罗知悌，成为融诸家之长为一体的一代名医。朱丹溪以为三家所论，于泻火、攻邪、补中益气诸法之外，尚嫌未备滋阴大法。朱丹溪弟子众多，方书广传，是元代最著名的医学家。当时盛行陈师文、裴宗元在宋大观年间编纂的《太平惠民和剂局方》（共 297 方）。朱氏昼夜研习，知其不足之所在，但乡间无良师可从，于是治装出游，访求名师，"但闻某处有某治医，便往拜而问之"。他过浙江，走吴中，出宛陵，抵南徐，达建业，后又到定城，始得刘完素的《素问玄机原病式》和李东垣方稿，但始终未遇到理想的老师。直到泰定二年（1325 年），他才听说有名罗知悌者，为"宋理宗朝寺人，业精于医，得尽刘完素之再传，而旁通张从正、李杲二家之说"，但性格狭隘，自恃医技高明，很难接近。朱丹溪几次登门拜谒，均未得亲见，逗趋三个月余。但他心诚意真，求之愈甚，每日拱手立于门前，置风雨于不顾。有人对罗先生详加介绍朱丹溪的为人与名声后，始获相见。谁知却一见如故。罗知悌对朱丹溪说："学医之要，必本于《素问》《难经》，而湿热相火为病最多，人罕有知其秘者。兼之长沙之

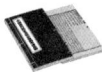

书，详于外感；东垣之书，重在内伤，必两尽之，治疾方无所憾。区区陈、裴之学，泥之必杀人。"闻此，朱氏向日之疑尽皆冰释。罗先生时已年过古稀，卧于床上，并不亲自诊视，只是让弟子察脉观色，但听回禀便处方药。随其学习一年余后，朱丹溪医技大进，尽得诸家学说之妙旨。待他回到家乡，乡间诸医"始皆大惊"，不知他在外边学了多大本事，但看其处方用药，又嘲笑不已，以为不伦不类。但朱丹溪正是用这种被众医斥为离经叛道的方法治愈了许谦（元代著名学者）的痼疾。四方求治者、求学者盈门不绝，朱丹溪总是有求必应，不避风雨，致使贴身仆人均难受其苦，怨声不绝。

朱丹溪通过多年的临床实践，自创新说，创立了有名的"阳常有余，阴常不足"及"相火论"学说，并针对杂病提出了以气、血、痰、郁为辨证基础的治疗方法，这为医学理论的发挥及杂病的治疗做出了重要贡献，被誉为"金元四大家"之一。朱丹溪著有《格致余论》《局方发挥》《丹溪心法》《金匮钩玄》《本草衍义补遗》《伤寒辨疑》《外科精要发挥》等。此外，与丹溪相关之书亦有很多广为流传，其中以《丹溪心法附余》最有代表性，但其非丹溪本人所著，系后人将丹溪临床经验整理而成。

三、滋阴思想对温病学派的影响

朱丹溪医术高明，临证治疗效如桴鼓，多有服药即愈不必复诊之例，故时人又赞誉其为"朱一贴""朱半仙"。在临证治疗上，朱丹溪强调养阴保精，倡导"阳有余阴不足论"，善用滋阴降火之剂。如《丹溪心法》所载的大补丸、三补丸、补阴丸、大补阴丸等，虽冠以"补"之名，但其功效偏重泻火。针对温病，朱丹溪提出治温病三法，《金匮钩玄·卷第一·温病》曰："众人病一般者是也，又谓之天行时疫。有三法：宜补，宜降，宜散。"他还拟定"大黄、黄芩、黄连、人参、桔梗、防风、苍术、滑石、香附、人中黄"之寒温同用、清补兼施的方剂。此外，诸如惺惺散、人参生犀散等"以补治表""寒温同用"的方剂在临床中也被广泛提倡与应用。此外，朱丹溪还重视养血法，《丹溪心法·卷一·火六》云："有补阴即火自降，炒黄柏、生地黄之类……用附子末，津调，塞涌泉穴，以四物汤加降火药服之，妙。阴虚证本难治，用四物汤加炒黄柏降火补阴。龟板补阴，乃阴中之至阴也。四物加白马胫骨，降阴中火，可代黄连、黄芩。"其意血属阴，养血即养阴。

清代温热病流行，注重存阴救津的温病学派逐渐形成，对朱丹溪滋阴学说进行补充与创新，阴虚与滋阴的内涵得到了极大程度的丰富，从而构建出理法方药趋于完备的滋阴理论体系。温病的主要病理变化就是阴液耗伤，是由温邪引起的以发热为主，具有热象偏重、易化燥伤阴等特点的一类外感急性热病。朱丹溪创立的滋阴学说，对清代温病学派的形成有直接指导作用。如清代温病学派的代表叶天士，针对温热病邪伤阴的特性，开温病存阴之先河，创立卫气营血辨证体系，其《临证指南医案》中通常采用"滋阴"或"存阴"的方法，指出"气分热邪未去，渐次转入血分，斯甘寒清气热中，必佐存阴，为法中之法"，治疗中尤其注重保护津液，强调温热病救阴与内伤杂病不同，正如《温热论》所言："救阴不在血，而在津与汗。"其根据温热病伤阴的特点，善用清气凉血之法，临床化裁麦门冬汤、复脉汤等以养阴存阴。这与朱丹溪以胃气为人身"清纯冲和之气""人之阴气，依胃为养"的观点相印证，因此，可以说朱丹溪对于叶天士温病的滋阴治法具有指导作用。

又如温病医家吴鞠通，集补阴之大成，发挥叶天士的温病学术思想，又受刘河间三焦分论的启发，创新性地将三焦辨证作为温病论治的纲领，提出外感温热病以前期清热邪、后期存阴液为治则，将"存阴"思想贯穿温病治疗的始终。他主张"在上焦以清邪为主，清邪之后，必继以存阴；在下焦以存阴为主，存阴之先，若邪尚有余，必先以搜邪"，指出治上焦用辛凉以防辛温伤阴，治中焦又有苦甘咸寒之养阴通下法、甘寒苦寒合化阴气法，论及下焦更是以救阴为主。治疗阴虚生热，吴鞠通指出临床存在补虚药多能温而阴虚者多有热的矛盾，故"详立补阴七法，所以补丹溪之未备"，提出温病善后用三甲复脉汤、增液汤滋阴补血，产后虚损、不耐人参者用大小定风珠、专翕膏等滋补肾阴。同时，其继承叶天士"下虚者上必实"的思想，从"燥"的角度论治肝肾阴虚化燥，基于"肾主五液而恶燥"理论，提出"燥久伤及肝肾之阴，上盛下虚，昼凉夜热"，无论外感或内伤，均以培养津液为主，认为"苦先入心，其化以燥"，要安肾燥唯有补足肾水，肾水足则火自安。吴鞠通总结出热邪伤津液、病久耗血、化燥损肾阴的伤阴不同层次，著有代表作《温病条辨》，建立温病的三焦辨证论治体系，是对朱丹溪滋阴思想继承和发挥的典范，颇为后世临床效法。

朱丹溪提出的"相火论""阳有余阴不足论"及火热证和杂病的证治经验，对明清时期医学的发展有深远的影响。后世医家在养阴、治火、治痰、解郁等方面的成就，与丹溪的启发是分不开的。明代医家，如赵震道、赵以德、王履、戴原礼（戴思恭）诸人，均师承其学。另有虞搏、王纶、汪机、徐彦纯等人也受到了他的学术思想影响，其影响力甚至远播海外，受到日本医学家的推崇。因此，丹溪所创之学说发展成了一个学术流派——丹溪学派，丹溪本人也成为这一学派的奠基人。

博采众长，开创吴门温病学派
——王履

吴门医派是在苏州地区进行医学活动的地域性中医流派，起源于周朝，发展于宋元，繁荣于明朝，鼎盛于清朝，中西汇通于民国。经过 2000 多年的发展，吴门医派涵盖了医经学派、伤寒学派、河间学派、易水学派，又创立了温病学派，为继承和发扬中医学术流派做出了巨大贡献。

王履（1332—1391 年），字安道，号抱独老人、奇翁、畸叟，江苏昆山人，元末明初著名医学家、画家、诗人。王履师从朱丹溪，尽得朱氏之学，后成为吴门医派温病学的开创性人物，著有《医经溯洄集》《百病钩元》《医韵统》《小易赋》《十二经络赋》等。

一、追本溯源，探寻医学奥妙

《医经溯洄集·伤寒三百九十七法辨》记载，王履自幼学医，青壮年时期笃志好学，博览群书，在作诗写文方面均有所造诣，但治病救人和研究医理是他的毕生追求和主要事业。

王履近 26 岁时拜著名医学家朱丹溪为师，成为朱丹溪的得意门生。朱丹溪的治学精神和学术思想对王履的影响颇为深远。《昆新两县志》和《昆新两县续修合志》都记载了王履师从朱丹溪（字彦修）：王履，字安道，学医于朱彦修，尽其术。尝以《素问》云人伤于寒为病热，言常而不言变，至张仲景《伤寒论》推明寒热之故，实为诸家之祖。

在学术思想方面，王履将"医"与"易"相结合，注重医学经典的追本溯源，进一步阐述了朱丹溪未尽之医理。王履精于医术，又有着深厚的儒学背景，在其著作中可窥见其儒医精神贯穿始终。无论是《小易赋》对于人体本质的探索，还是《医经溯洄集》对于疾病本质的探索，均反映了王履严谨求实的治学态度与治病救人的仁者情怀。在《医经溯洄集》中，王履指出自己并非有意亵渎前辈先贤，而是出于儒者的情怀与医者的职责。

王履在明代洪武初年离开江南，告别亲人，长途跋涉到陕西一带访医。明代著名书画家董其昌在《画旨》中详细记载了王履于陕西访医一行："安道精于医，自谓天下少双。闻秦中有国医，不远千里，为之佣保。凡及三年，莫窥其际。一日，忽佐片言，国医骇之曰：'子非王安道乎？'相视而笑。"由此可见，王履在医学上上下求索的进取精神，同时，也说明王履的医术得到了当时医学界的认可。

二、耕耘不辍，行岐黄之术

王履生活于元末明初。元朝后期，朝政腐败日显，当时皇位之争、朝臣掌权、卖官鬻爵靡然成风，贪官污吏众多，加之内外纷争，混战不断，导致百姓食不果腹，疾病横生，民不聊生。动荡不安、战乱不断的社会环境致使大量百姓逃难，因为贫穷和饥饿，一些百姓死于路途之中，加之战争中阵亡的士兵数量庞大，许多遗体无法及时得到安葬，进而导致了疾病肆虐。

据统计，元代98年间（1271—1368年）共发生疫病30余次。而王履所在的江苏，地处东南湿热之地，是疫病屡发地区。瘟疫频发，当时的医学理论和医疗水平远远无法应对不断变化的疫情，医学疫病理论发展和创新迫在眉睫。

王履在深入研究《黄帝内经》《伤寒论》《金匮要略》等经典名著的基础上，结合临床，从实际情况出发阐释经旨，在理论上多有创见。他认为，发生于寒冷的冬季，并且感受寒邪则立即发病者为伤寒；在霜降后、春分前感受寒邪，郁热而不立即发病，逾时至春而发，则为温病。王履将古人对温病和伤寒的认识，与自己对温病和伤寒的独到见解结合起来，明确地指出了温病与伤寒的差异，最终使温病从伤寒中独立出来。

王履在《医经溯洄集》中对温病的临床特点、病因病机、治法与方药等从理论上进行了分析，对明清时期温病理论的发

展产生了深远影响。王履将历史的实践成就，与自己的临床经
验相结合，指出温病的临床特点如下：

第一，发热。大多数传染性疾病都有发热的临床表现，
发热、口渴、不恶寒为温病主要的临床表现。

第二，里热为主。如《医经溯洄集·伤寒温病热病说》
所记载的"凡温病、热病，若无重感，表证虽间见，而里病为
多，故少有不渴者"，就摆脱了传统的由表入里、依次相传的
传变观念，指出了温病里热的本质。

第三，"不即病"，暗含了潜伏期的初步含义。王履指出，
温病为伏邪所致，并将其归结为"冬伤于寒，伏而后发"。该
认识虽不全面，但却为明清时期温病理论的发展奠定了基础。
王履根据《素问·生气通天论》中"冬伤于寒，春必病温"的
相关论述，指出温病的发生主要是感受冬季霜降后、春分前
之寒邪，不立即发病，而是潜伏于人体内，郁热至春过时而
发病。

王履指出，对于四气所伤能否引发疾病，应从病邪的聚
散、正气的虚实、体质的强弱、季节气候之太过与不及等多方
面加以综合考虑。

王履的学术观点虽然源自朱丹溪，但他能够提出自己独
到的见解，不拘泥于前人之说，以临床实践为基础，实事求是
地探讨医理，这种治学精神十分可贵。他治学严谨，立论有
据，在探讨医理时强调对临床实践的指导作用，透彻地论述

了内伤、外伤的异同，将《中风辨》《中暑中热辨》等21篇论文合为《医经溯洄集》而流传于世。除研究医经的心得外，书中还包含他在某些临床问题上的个人见解，如《亢则害承乃制论》《四气所伤论》《张仲景伤寒立法考》《泻南方补北方论》等。

步入晚年，王履依然在医学领域耕耘不辍。他不断地总结自己的医学经验，撰写医学著作，为后世的医学发展留下了宝贵的财富。他的医学精神和人格魅力也深深地影响着每一个接触他的人。

第 三 篇

中医抗疫"成形期"

（明、清）

　　明代，疫情频发，医者们心急如焚，在实践中探索解决之道。他们开始注重病因分析，强调预防胜于治疗，提倡养生保健，以增强人体抵抗力。同时，他们还创新性地运用针灸、推拿等疗法，结合中药方剂，形成了一套行之有效的抗疫体系。

　　清代，中医抗疫理论进一步完善。医者们在总结前人经验的基础上，提出了许多新的观点和方法。他们开始关注环境与疫病的关系，认识到保持环境卫生对预防疫病的重要性。同时，他们还重视个体差异，提出因人而异的治疗原则，使中医治疗疫病更加精准有效。

　　值得一提的是，明清时期的医者们在抗疫过程中，不仅注重实践，还积极总结经验，撰写了大量的抗疫专著。这些著作不仅丰富了中医抗疫理论体系，还为后世医家提供了宝贵的参考。

　　此外，明清时期的中医抗疫实践还得到了政府的重视和支持。政府设立医馆、药局等机构，提供抗疫药物和医疗服务，为民众的健康保驾护航。

格物求真、惠泽后世的"医药双圣"
——李时珍

李时珍自幼聪慧，14 岁便考中秀才，却无心为官，"身如逆流船，心比铁石坚"，毅然弃儒从医，悬壶济世。一朝成名，进入太医院，他却不安于现状，矢志革故鼎新、涤荡药典之弊。为了辨明药性、药理，他以身试药、遍尝百草、跋山涉水，历时 27 年编撰、10 年修订，倾尽毕生心血著成皇皇巨著《本草纲目》。他不趋时流，怀揣着济世救民的梦想，格物穷理，革故鼎新，"疫"方经典惠泽后世，被誉为"世间真神农""中华医药双圣"。

一、不骛官场，济世救民，坚定理想之真

李时珍（约 1518—1593 年），字东璧，晚年自号濒湖山人，湖广黄州府蕲州（今湖北省蕲春县）人，明代著名医药学家。其与"医圣"万密斋齐名，古有"万密斋的方，李时珍的药"之说。李时珍出生于世医家庭，自幼浸润于经史子集之海洋，才华横溢，博学多才，同时在其家庭的熏陶下，他幼年时

就对花草、药材等有着浓厚的兴趣。然而，在明代，医学并未获得应有的重视与尊崇。民间医家社会地位普遍偏低，李家亦因此屡屡遭受官宦士绅的欺辱与压迫。鉴于此，李时珍之父决定让其放弃医学，转而投身文学之道，以期未来能够功成名就，扬眉吐气。14岁时，李时珍考中秀才，然而在之后的3次乡试中，他均未能如愿上榜。在那个医学知识相对匮乏的时代，李时珍目睹了众多病患因缺乏有效治疗而遭受痛苦，甚至抱憾离世。这些令人痛心的场景深深触动了他的心灵，进一步坚定了他投身医学事业的决心。在第三次乡试失利后，李时珍郑重地向父亲表达了自己的志向："身如逆流船，心比铁石坚。望父全儿志，至死不怕难。"一席话毕，李时珍的父亲深受触动，最终同意了他的请求。从此之后，李时珍得以专心致力于医学学习。

从弱冠之年起，李时珍便跟随父亲习医。当时，李时珍的家乡频发水灾，引发疫病流行，他毅然走出家门，自拟药方救治患者。不仅如此，李时珍十分同情那些无钱看病的穷人，只要有人上门求医，他都会认真医治，不计报酬。经过这次疫病的实战，李时珍的医疗水平得到很大程度的提高，在当地逐渐有了一定声望，同时，他高尚的医德也在蕲州地区广为传颂。

二、厘正典籍，精修本草，追求药理之真

李时珍的医学研究与实践深受其父的影响。他广泛涉猎，

并积极投身于临床实践，通过亲自诊治患者，积累了丰富的临床经验。

在太医院任职期间，他得以接触更丰富的药材资源与医学典籍，这不仅拓宽了他的医学视野，更让他凭借敏锐的洞察力，发现了医药文献中存在的诸多不足之处。尽管医药文献中记载了众多具有医疗效果的药物，但也存在资料不完善、不准确的问题。这使得药物的治疗效果难以准确预测，甚至可能因使用不当而加剧患者的病情。

相传，有一天，李时珍正在给患者看病，突然有人抓着一个郎中进来激愤地对他说，他爹吃了郎中开的药根本没有效果，反而加重了病情，但郎中坚持说"药方错不了"。李时珍仔细观察药渣，最后终于弄明白了，原来是郎中参考的医书记载有误所致。对于同一种药物，不同的医书或医家描述各异，其中就存在记载有缺陷和错误的情况。这次经历深深地触动了李时珍，使他决心编修一部翔实准确的本草书籍供人参考，以减少用药错误。李时珍强调"医者贵在格物"，为此，他开始"远穷僻壤之乡，险探仙麓之华"，四处游历，实地考察，不畏艰险，多次亲自尝试药草以研究其药性。

在李时珍的故里蕲州，如今多处可见曼陀罗花盛放的美景。其独茎挺拔，花叶交织，展现出素雅与秀美的风韵。而这正是由李时珍翻山越岭从武当山带回家乡的。尽管在李时珍之前，人们已经将曼陀罗花作为药用，但他不迷信前人，也不满足于前人书本中的零星记载，而是亲自实践，深入探究其药用价值。李时珍听说"笑采其花酿酒饮，令人笑；舞采其花酿酒饮，令人舞"，心存疑惑，便决定亲自尝试。一日，李时珍与其徒弟二人共饮曼陀罗花酒，饮后李时珍醉意朦胧，师徒二人笑舞不止。李时珍将此经历写入了《本草纲目》，并对曼陀罗花的麻醉作用进行了阐述。他还介绍说："八月采此花，七月采火麻子花，阴干，等分为末，热酒调服三钱，少顷昏昏如醉，割疮炙火，宜先服此，则不觉苦也。"李时珍在《本草纲目》曼陀罗花的"主治"条中，首先写道"诸风及寒湿脚气，煎汤洗之"；于"附方"条中介绍了3首医方："面上生疮，曼陀罗花晒干研末，少许贴之。小儿慢惊，曼陀罗花七朵，天麻二钱半，全蝎（炒）十枚，天南星（炮）、丹砂、乳香各二钱半，为末。每服半钱，薄荷汤调下。大肠脱肛，曼陀罗子（连壳）一对，橡斗十六个，同锉，水煎三五沸，入朴硝少许，洗之。"这些单方、验方既具有科学性，又简便廉验，极具实用性。曼陀罗花，就这样被李时珍揭开了神秘的面纱。我们在明代《蕲州志·土产》中未发现曼陀罗花的相关记载，但清代《蕲州志·土产》中却有关于曼陀罗花的记载，从侧面印证了将曼陀罗花引入蕲州种植，是李时珍的功劳。李时珍以身试药、尝遍百草，历时27年走遍了三山五岳，访遍了药农、渔夫、猎人，三易其稿，终于著就了皇皇巨著《本草纲目》。

《本草纲目》集明代以前本草学之大成，载有药物1892

种，收集医方 11096 首，详细介绍了药物的名称、产地、气味、形态、栽培、采集、炮制等内容。此书首创纲目体例，改善了药物的分类方法，补充了大量的药物资料，丰富了炮制学的方法，同时也纠正了历代本草的不少谬误，发表了李时珍自己的观点，即书中随处可见的 "时珍曰"。它不仅是中国古典医学的划时代巨著，更为后世中医药的应用与研究留下了许多宝贵的学术遗产。明代著名的文学家、史学家王世贞称赞《本草纲目》道："博而不繁，详而有要，综核究竟，直窥渊海。"李时珍也因他的学术成就而名垂千古，被后世尊称为 "药圣"。

三、辨证论治，"疫" 方传世，穷极医理之真

李时珍在辨证论治的过程中始终秉持着整体观念。他认为人体的脏腑、经络是不可分割的整体，人体内部各要素紧密相关，同时亦与外界自然环境保持着密切的联系，因此，必须将天、地、人三者视为统一的整体进行深入思考。其一，他秉持天人合一的哲学理念，对七情致病给予了充分的重视，在用药策略上积极倡导应当顺应自然法则、遵循时气变化规律。其二，他强调辨证论治的核心地位，认为治疗疾病必须 "得病情而中的"，即需要综合运用四诊合参的方法，全面辨识病证，确立合适的治疗方案，并根据具体病情精心制订处方。李时珍在《本草纲目》中改 "五运六气" 为 "五运六淫"，结合药物

性味，创"五运六淫用药式"。这种极致的整体观医药思想，在当今依然展现出其超前的智慧。

在我国古代，疫病是难以攻克的医疗难题。李时珍在《本草纲目·百病主治药》中专列《瘟疫》一章，其内容分为辟禳（预防）和瘴疬（治疗）两类。他认为瘟疫当归属于外感热性病范畴，同时又指出了瘟疫与一般伤寒热病的区别。这些认识为温病学的发展做出了贡献。《本草纲目·百病主治药》曰："寒乃标，热乃本。春为温，夏为热，秋为瘴，冬为寒，四时天行为疫疬。"他认为，一年四季中天地间的疫疬之邪是导致瘟疫发生的真正原因，应当防治并重，多管齐下。李时珍总结和创立了多种内外防治瘟疫的方法，包括汤药、烟熏、洗浴、蒸煮、酒服、饮水、食疗等，在当时的历史条件下，对防止瘟疫传播起到了重要作用；其预防为先的医学理念对中医预防医学的发展也有深远的影响，至今仍具有实用价值。

依据李时珍所倡导的医学理念，对于疫情的防控，可从以下几个方面着手实施：①空气消毒，隔离防护。加强空气消毒工作，实施有效的隔离防护措施，以阻断病毒传播途径。②正气存内，邪不可干。保持身体正气充盈，提升自身抵抗力，使邪气无法入侵，从根本上预防疾病的发生。③避免饮食失宜，防止病从口入。注意饮食卫生，避免饮食失宜，防止病从口入，减少感染风险。④愈后防复，元气为本。《本草纲目》中的"元气药物"大致可分为培补元气、调理元气、收敛元气和损伤元气 4 类，临证中应注意要辨证准确、合理配伍、中病即止。

《本草纲目》首次由胡承龙刊印于金陵，后世称此版本为"金陵本"。自此以后，它又经历了多次修订与再版，传播至世界各地。达尔文曾多次引用书中内容，并赞誉它为"中国古代的百科全书"。2011 年，《本草纲目》与《黄帝内经》一同被联合国教科文组织列入《世界记忆名录》。

"天下医书，利益天下，当天下共修，世代永新"，李时珍求真求实、仁心仁术，以"治身以治天下，寿国以寿万民"为毕生追求的人生信条，凭借坚韧不拔的毅力和决心，深入钻研医药知识。其所著的《本草纲目》及其所代表的中医药学，作为中华文化宝库中不可或缺的重要组成部分，不仅为国民抵御疾病提供了强大的武器，更充分展现了中华民族先贤独特的思想精髓与精神风貌！

我国第一部暑病专著编纂者

——张凤逵

在明代医学繁荣时期，张凤逵以其对暑病的深入研究和卓越贡献，成为我国医学史上不容忽视的人物。他不仅医术高超，还敢于创新、勇于实践。由他编纂的《伤暑全书》填补了当时医学领域的空白，更为后世医家提供了宝贵的医学资料。

一、家族熏陶，立志成医

张凤逵，字元汉，明代颍州（今安徽省阜阳市）人。他长期为官，没有专职行医，其医学实践源于他对底层劳苦民众的深深同情。他时刻关注民众的健康问题，尤其是在温病流行时，更是积极投身于救治工作之中。他生活于明朝嘉靖至万历年间，出生于一个医学世家，自幼受到家族医学氛围的熏陶，对医学产生了浓厚的兴趣。在家族众人的悉心教导下，他广泛涉猎医学经典，积累了丰富的医学知识。成年后，他开始了自己的医学实践，在医学界崭露头角。

随着年龄的增长，张凤逵开始系统地学习医学知识。他遍览医家经典，如《黄帝内经》《伤寒杂病论》等，从中汲取医学精髓。同时，他也注重临床实践，经常跟随家族的长辈们出诊，学习诊断、治疗等医学技能。在家族长辈们的悉心教导下，他逐渐成为一名医术高超的医学家。

二、暑病频发，深入研究

明代中后期，江南地区气候异常，暑病频发，对人们的生命健康构成了严重威胁。张凤逵在行医过程中，深刻感受到暑病对人们的危害。他目睹了无数患者因暑病而痛苦不堪，甚至失去了生命。这些经历让他深感痛心，也激发了他研究暑病的决心。

为了深入研究暑病的成因、病理变化及治疗方法，张凤逵广泛搜集关于暑病的文献资料。他夜以继日地研读医书，结合自己的临床经验进行深入研究。他发现暑病多因阳气过盛、阴液不足所致，治疗时需要清热泻火、养阴生津。同时，他也注意到暑病在传播过程中具有一定的规律性，需要采取相应的预防措施。经过多年的临床实践和研究，他积累了丰富的经验，并形成了自己独特的医学理论体系。

三、医学成就，《伤暑全书》

在深入研究暑病的基础上，张凤逵编纂了我国第一部暑病专著《伤暑全书》。该书成书于明天启五年（1625年），共

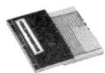

10卷，内容涵盖暑病的各个方面，具有极高的学术价值和实践指导意义。

该书详细阐述了暑病的发病机制、临床表现、诊断方法以及治疗原则。在书中，张凤逵提出了许多具有创新性的医学观点，如"暑为阳邪，易伤气阴""暑病宜清热泻火，兼以养阴"等。这些观点不仅为人们防治暑病提供了重要指导，还为后世医家提供了宝贵的医学参考。

《伤暑全书》的编纂过程充满了艰辛与挑战。张凤逵在编纂过程中注重理论与实践相结合，亲自进行临床实践以验证治疗方法的有效性。他遍访名医，搜集药方，不断完善书中的治疗方案。同时，他也积极与同行交流探讨，不断汲取新的医学知识和经验。

《伤暑全书》完成后，张凤逵将其广泛传播于医学界和民间。他通过亲自撰写医学文章、举办医学讲座等方式，将书中的医学知识和治疗方法传授给更多的人。这些努力使得《伤暑全书》在当时社会产生了广泛影响，为人们防治暑病做出了重要贡献。

张凤逵系统总结了暑病的治疗方法，并详细记录了各种暑病的病例和方药。他注重临床实践，强调根据患者的具体病情制订个性化的治疗方案。

书中提出了多种针对暑病的治疗方法。这些方法既继承了前人的医学经验，又融入了他自己的临床实践和理论创新。

其治疗暑病的方法主要有以下几种。

1. 清热泻火法

此方法主要针对暑病中因阳气过盛、内火旺盛所引起的症状。张凤逵强调清热泻火的重要性，提倡使用具有清热解毒功效的药物，如黄连、黄芩、栀子等。这些药物能够清除体内的热邪，缓解因暑热引起的发热、口渴、烦躁等症状。

2. 养阴生津法

暑病常伴有阴液不足、口干舌燥等症状。为了补充体内的阴液，张凤逵提倡使用养阴生津的治疗方法。他建议使用具有养阴润燥作用的药物，如麦冬、沙参、玉竹等。这些药物能够补充体内的水分，缓解因暑热引起的口渴、咽干等症状。

3. 利湿泻火法

暑病常伴有湿热内蕴的情况，表现为小便短赤、大便秘结等。张凤逵提出使用具有利湿泻火功效的药物，如滑石、茯苓、泽泻等。这些药物能够排出体内的湿邪和热邪，缓解因湿热引起的症状。

4. 扶正祛邪法

在治疗暑病时，张凤逵注重扶正祛邪的原则。他认为，在清除体内湿邪和热邪的同时，要注重保护人体的正气。因此，他建议使用具有扶正作用的药物，如人参、黄芪、白术等。这些药物能够补充气血，提高人体免疫力，有助于抵御暑邪的侵袭。

5. 饮食调养法

除了药物治疗外，张凤逵还强调饮食调养在暑病治疗中的重要性。他建议患者在饮食上以清淡、易消化为主，多吃新鲜的蔬菜和水果，如西瓜、冬瓜等。这些食物具有清热解暑、生津止渴的作用，有助于缓解暑病的症状。同时，他还提醒患者要避免食用油腻、辛辣等刺激性食物，以免加重病情。

6. 综合疗法

张凤逵指出上述治疗方法需要根据患者的具体病情和体质特点辨证施用，注重多种疗法的综合运用。他强调在治疗暑病时要因人制宜、因病施治，既要注重药物治疗，也要重视饮食调养和情志调节等方面。通过综合施治，可以最大限度地发挥各种治疗方法的优势，提高治疗效果。

除此之外，本书还对温病进行了系统的阐述。张凤逵认为温病是一类具有发热、口渴、烦躁等症状的疾病，与暑病有着密切的关系。

四、亲赴现场，个性化治疗

据史料记载，有一次某地暴发了严重的暑病，许多患者病情危重，生命垂危。张凤逵闻讯后，立即前往救治患者。在他的精心治疗下，许多患者转危为安，病情得到了有效控制。

每当听闻某地暴发急性传染病时，张凤逵总是第一时间赶赴疫区。在疫区，张凤逵首先对患者进行细致的诊断，然后根据患者的具体病情制订个性化的治疗方案。他运用《伤暑全书》中的治疗方法，如清热解毒、利湿泻火等，为患者开处药方。张凤逵的医术和医德得到了患者和同行的广泛赞誉。

有一位患者，病情严重，高热不退，口渴欲饮，脉洪大。张凤逵诊查后认为该患者属于暑病中的阳暑，即由于阳气过盛而导致的暑病。他立即为患者开出了清热解毒、养阴生津的药方。经过几天的治疗，患者的病情逐渐好转，最终康复。这个案例充分展示了张凤逵治疗暑病的精湛医术和深厚造诣。

张凤逵在《伤暑全书》中记载了 "升降散" 这一经典方剂，该方具有辛凉宣透、升清降浊、攻下逐瘀的功效，主治火毒内郁三焦、气机升降不畅之证。升降散在后世得到了广泛的应用，成为治疗温病等疾病的重要方剂之一。特别是在明清时期，升降散发挥了重要作用。

五、预防暑病，防胜于治

张凤逵不仅在临床上救治了大量患者，还通过传承和创新医学知识，提高了人们对疫病的认识和防控能力。在《伤暑全书》中，张凤逵不仅总结了暑病的治疗方法，还强调了预防暑病的重要性。他具有超前的疾病防治思想，积极推广医学知识，向民众普及防治疾病的知识。他提出了 "预防胜于治疗" 的观点，并详细阐述了预防暑病的措施和方法，如注意个人卫生、保持环境清洁等。这些措施和方法对于提高人们的健康水

平、减少疾病的发生具有重要意义。

张凤逵以其深厚的医学造诣和在暑病方面的卓越贡献，在中国医学史上留下了不朽的医学遗产。他的生平、医学成就、经典案例等，不仅为医学生提供了宝贵的医学资源，更为我们传承和发扬中医文化提供了重要启示。我们应该铭记这位伟大的中医学家，学习他的医学精神，为人类的健康事业贡献自己的力量。

自创达原饮，首提"戾气"说

——吴有性

2013 年，电影《大明劫》上映，豆瓣评分高达 8.2 分。看过电影的朋友们都对片中的吴又可（吴有性）印象深刻。这部电影真实地反映了当时明朝内忧外患、灾荒不断、瘟疫横行的历史情况。明末清初，是中国历史上一个动荡不安的时期，战乱频繁，灾荒连年，人民生活在水深火热之中。传染病学先驱吴又可就是在这样一个环境下成长起来的。

一、生灵涂炭，儒生成医生

吴有性，字又可，江苏吴县人，明末清初生活在苏州太湖一带，具体生卒年月不详。他是我国古代传染病学的先驱，是温病学派的奠基人。据史料记载，吴有性最开始并非医者，而是族长，他曾任吴县二十六都一图的族长。《清史稿·列传》记载："吴有性，字又可，江南吴县人。生于明季，居太湖中洞庭山。当崇祯辛巳岁，南北直隶、山东、浙江大疫，医以伤寒法治之，不效。有性推究病源，就所历险，著《温疫

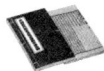

论》。"崇祯十四年（1641年），全国温病流行，生灵涂炭。吴有性在工作中，目睹民生之艰难，深入接触患病百姓，走上了行医之路。他的学术成就，不仅在中国社会产生了深远影响，而且跨越时空，对日本等国家的医学发展也产生了重大的启示与推动作用。

二、医届震动，《温疫论》立言

在深入研究温病的基础上，吴有性撰写了医学巨著《温疫论》。这部著作于1642年完成，是中国医学史上首部专门针对急性传染病——温疫的专题论著。该书系统地论述了温病的病因、病机、治疗方法和预防措施，为后世温病学的发展奠定了坚实的基础。

吴有性在《温疫论》中提出了"一病一药"的治疗原则。他认为对于每一种疾病，都有一种专门的药物可以治疗。这一原则为后世医家治疗温病提供了重要的指导。同时，他还提出了预防疾病的措施和方法，如加强环境卫生、提高人体免疫力等，这些措施对于减少疾病的传播和流行具有重要意义。

三、打破常理，提出"戾气"学说

明末清初，盛行以《伤寒论》为主导的医学思想，温病发生时，患者往往被当成伤寒治疗，效果不佳，甚至导致病情迁延。作为族长的吴有性，亲身实践，实地考察，深入探究瘟疫的病源和传播途径。

在《温疫论》中，吴有性提出了"杂气"学说，突破了传统病因学观点，揭示了疾病的真正原因。他认为杂气是感天地间的戾气而生成的具有传染性的致病物质。他颠覆了传统将所有外感热病皆归因于六淫致病的观念（由《伤寒论》所提出），首次明确提出温疫是由一种特殊的"戾气"（现代所说的病原微生物）引发的，并具有高度的传染性和季节性特点。他提出戾气非风非寒，非暑非湿，非六淫之邪外侵；温疫与伤寒截然不同，二者从病因、病机到诊断、治疗，均有区别。这一观点在当时医学界引起了极大的震动和反响，堪称革命性的创见，为后世的传染病学研究奠定了坚实的基础。

四、创新疗法，独创达原饮

吴有性在《温疫论》一书中，不仅详细阐述了"戾气"理论，还通过其独创的达原饮，揭示了温疫治疗的关键所在。达原饮针对疾病初起，邪气盘踞膜原的状态，旨在疏通病邪途径，迅速打开体内排出病邪的通道，从而有效地阻止病情恶化。这一疗法在当时取得了显著效果，挽救了无数生命，也因此成为温病学史上里程碑式的突破。

五、东传日本，焕发生命力

1737 年，一艘商船从中国驶向日本，《温疫论》随登船人员经由此道传入日本。作为第一部传入日本的温病学专著，它引起了日本医家的极大关注，在日本广泛传播，得到普及。

1770 年，日本医家荻野元凯（1737—1806 年）根据康熙四十八年（1709 年）刘方舟的校订本，进行了翻译、整理、校订、评注，《温疫论》首次在日本刊行。《温疫论》传入日本后，引发了巨大反响，荻野元凯、高岛久贯等日本医家深受其启发，他们不仅注释、研究《温疫论》，还将吴有性的理论应用于临床实践。如荻野元凯编写的《温病之研究》（又称《温疫余论》）和高岛久贯撰写的《泻疫新论》，都在很大程度上借鉴了吴有性的"杂气"学说，并结合日本具体情况进行了发展和创新，对日本后世方派医学的兴起起到了关键作用。

较为可惜的是，当时吴有性的学术思想并未在国内发展下去，清代的众多温病学家并未就此按《温疫论》的思路继续向前探索，反而重回中医传统思维方法中，使吴氏的"戾气"说未能得到充分发展，停滞了数百年之久。

明崇祯十七年（1644 年），清军入关；1 年后，清朝为巩固统治，摄政王多尔衮颁布"剃发令"。吴江乡民不肯剃发，杀掉县令奋起反抗，遭到清廷镇压屠杀。清顺治八年（1651年），吴有性因拒绝剃发亦被处死，其妻子携子投河殉情。

吴有性以其敏锐的医学洞察力和勇于创新的精神，为人类对抗传染病树立了榜样。他以临床实践为基础，理性剖析疾病本质，克服了传统医学在解释和防治急性传染病方面的局限，开辟了全新的温病学领域。时至今日，吴有性的医学贡献依旧被世人铭记，他那份对生命健康的执着守护，以及在医学道路上披荆斩棘、锐意进取的精神，值得每一位致力于医疗事业的人士学习和传承。

强调辨证施治，倡导诊治规范

——喻昌

喻昌（1585—约1664年），字嘉言，号西昌老人，江西南昌府新建人，明末清初著名医家，被誉为清初三大名医之一（另两位为张璐、吴谦）。他的人生轨迹颇具传奇色彩，早年习儒求仕，然而并未如愿；明末乱世之际，他选择出家修行，但终究还是回归世俗，行医济世，成为一代名医。

一、求仕不得，转而出家

喻昌早年深受儒家思想影响，致力于学习儒家经典，希望通过科举走上仕途。然而，他并未在科举中取得显著成就，这一经历或许为他后来的人生选择埋下了伏笔。

喻昌自幼聪敏好学，早年业儒，明天启年间，45岁的喻昌终于考中，凭借副榜贡生的身份，有机会进入国子监读书。然而，因时局动荡，他未能如愿。明朝末年，他曾上书言事，希望为国家尽一份力，但并未受到重视。喻昌深感世态炎凉，人心不古。为了寻求内心的宁静与解脱，他选择出家修行，成为一名佛教徒。在寺庙中，他深入研究佛法，领悟了许多人生哲理，这些经历也为他后来的医学实践提供了独特的视角和思路。

二、未忘本心，行医济世

喻昌虽然出家修行，但始终无法割舍对世人的关爱与慈悲，出家也未能完全消除他对医学的热爱。在修行之余，他深入研究医学，将佛学与医学相结合，形成了自己独特的医学理论。顺治年间，他侨居常熟，开始行医，因医术高超而名扬四方。他的医术不仅得到了患者的认可，也赢得了同行们的尊敬。

他最终选择还俗，成为一名医生，将自己的医术和慈悲之心奉献给世间苍生。他的医术精湛，医德高尚，赢得了广泛的赞誉和尊敬。

三、医佛两济的中医大家

喻昌的医学思想深受儒家和佛教的影响。他强调医者仁心，认为医生应该以人为本，以患者的利益为重。同时，他也注重医学实践与理论研究的结合，提倡从实际出发，深入探究医学的本质和规律。

喻昌的著作主要有《尚论篇》《寓意草》《医门法律》等，这些著作都是他多年医学实践的总结和提炼。

《尚论篇》全名为《尚论张仲景伤寒论重编三百九十七法》，是喻昌对张仲景《伤寒论》的深入研究与独到见解的结晶。他在书中对《伤寒论》进行了重新编次和注释，提出了著名的"三纲鼎立"说。他认为，太阳病可分为风伤卫、寒伤营、风寒两伤营卫3种类型，分别以桂枝汤、麻黄汤、大青龙汤主治。这3种治法鼎立，提纲挈领，统领太阳病的辨证论治。这种观点为后世研究《伤寒论》开辟了新的思路，对中医外感病学的发展产生了深远的影响。

《寓意草》堪称中国医学史上的经典医案集，其中详细记录了60多则内科疑难病症的诊疗过程。喻昌以独特的视角，深入剖析每个病例的病因、病机，展示了如何根据患者的具体情况，如年龄、体质、生活环境等，灵活运用八纲辨证、脏腑辨证等方法，制定个性化的治疗方案。喻昌的医案分析透彻，逻辑严谨，为后世中医临床辨证提供了宝贵的参考。如书中的一则关于痢疾治疗的医案，患者病情缠绵不愈，多方求治无果，喻昌通过仔细询问患者的生活习惯、饮食偏好以及发病前后的各种细节，发现患者是因长期食用生冷食物，导致脾胃虚寒，湿邪内生，进而引发了痢疾。他摒弃了常规的清热利湿之法，采用温中健脾、化湿止泻的方剂进行治疗，最终使患者得以康复。

《医门法律》则将医学理论与临床实践紧密结合，同时融入了喻昌对医德医风的深刻思考，以及医学伦理和医生职业道德的规范和要求等内容。

这些著作不仅体现了他深厚的医学功底和独到的医学见解，也展现了他严谨的治学态度和深厚的文学修养。

四、以法治病，三因制宜

在医学理论上，喻昌主张"以法治病"，强调在治疗疾病时要遵循一定的规律和原则。他提倡"三因制宜"（因时、因地、因人制宜）的治疗原则，认为在治疗疾病时要充分考虑患者的个体差异、病情的轻重缓急以及季节、气候等因素的影响，制订最合适的治疗方案。

喻昌在医疗实践中高度重视诊断与治疗的规范性，并专门撰写文章指导如何系统地记录医案。他强调，在撰写医案时要详尽记载以下信息：病例发生的具体时间与地点，患者的年龄、体型特征、面色与声音的变化，以及情绪状态；疾病起始日期、初期及后续用药情况，哪些药物有效，哪些药物无效；患者日夜症状的轻重、寒热频率，饮食偏好与排泄情况；脉象的三部九候中哪一部位异常，二十四脉中哪些脉象显著或并发；病情属于内伤、外感、内外合邪还是非内外因素导致，依据经典理论判断所属病种及其标本缓急；采用何种治疗原则，如汗法、吐法、下法、和法、温法、清法、补法、泻法等，所选药物归属七方、十剂、五气、五味中的哪一类，汤剂如何根据病情调整配伍，以及治疗效果的确切显现时间，所有细节均需精确无误。这意味着全面搜集病情资料至关重要，涵盖望、闻、问、切所有方面，同时也考虑到了季节、环境等自然因素，既关注病症的直接表现，也不能忽视病因及病情的动态演变。通过这一系列严谨的步骤，确保辨证的精确性和施治的有效性，充分展示了喻昌在医学实践中坚持辨证论治原则和追求科学严谨态度的医学理念。

五、前瞻视角治疗温病

喻昌不仅继承了《黄帝内经》中"上工治未病"的思想，还在实践中将其深化。他提出"防微杜渐""调养四时"等理念，强调日常生活中应注重情志调畅、饮食有节、起居有常，以预防疾病的发生。喻昌认为，真正高明的医生应当能够在疾病显现之前，通过细微观察与调整，将疾病消除在萌芽状态，这要求医者具备高度的预见性和对生命规律的深刻理解。

尽管在喻昌所处的时代还未形成成熟的温病学派，但他对温热病的治疗已显示出一定的前瞻性。他指出，外感温热病邪有别于传统的六淫邪气，其发病迅速、变化多端，治疗时需根据病邪性质和患者体质，灵活运用发汗、清热解毒、泻下等方法。喻昌的这些观点，为后世温病学派的兴起埋下了伏笔。

在医学实践中，他始终将医德放在首位。他强调医者应具备"仁心仁术"，对待患者应如亲人般关怀备至，不仅治疗其身病，更要抚慰其心灵。

喻昌的一生，是业儒、出家、行医的传奇一生。他的人生经历丰富多彩，学术思想深邃独到，医术精湛，医德高尚。他用自己的医术和慈悲之心，为世间苍生带来了希望。他的一生，是对医者仁心的最好诠释和体现。

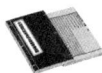

治瘟疫五法

——戴天章

　　清康熙年间，四海平定，百姓安居乐业，中医学再度兴盛。江南戴家世代行医，至此出了一位全才——戴天章（1644—1722 年）。戴天章是我国著名的医学家，是清代瘟疫学的集大成者，特别擅长治疗瘟疫，一生救人无数。同时，他将瘟疫学进行了推广和普及，形成了自己独特的瘟疫学观点，是中医瘟疫学承前启后的人物，为中医瘟疫学的发展做出了重要贡献。戴天章少年时随文章大家林青雷习经史之学，科考取诸生。他天资聪慧，年纪轻轻就文通天文、地理、历史、书画，武擅射击、剑术，闻名南方，俨然有明代"江南四大才子"之风。

一、医家喜叹《温疫论》

　　和同时代的人一样，戴天章少时主要学习科举考试的书籍，他学习成绩比较优秀，并考上了庠生。他好学强记，博览群书，除了应试书籍，对天文、地理、书画、琴弈等也非常感兴趣，尤其精于医学。长大之后的戴天章对科举不感兴趣，反而非常喜欢医学，以治病救人为己任。他遍阅古代医典，又拜了几位名师，慢慢地成了当地有名的医生。数十年来，他潜心研读古代医典，并以精湛的医术治愈了众多患者，成为一位融汇理论与实践的临床大家。

他最为推崇的前代医典莫过于《温疫论》。他认为，瘟疫乃疾病之最凶猛"杀手"，轻易便能夺去数万人的生命，因此，真正有能耐的医生应当勇敢地向瘟疫宣战。为此，戴天章深入钻研书日，探究"温疫"与"瘟疫"的渊源。原来，早在先秦时期，古医书中便已经有了关于瘟疫的记载，当时的称谓为"疫""疠"等。后世医家多认为瘟疫之"瘟"源于"温热"之"温"，如明代张介宾的《景岳全书》中便有明确佐证。吴有性遵循先贤用字传统，将著作命名为《温疫论》。

戴天章在阅读《温疫论》时，时而拍案叫绝，时而扼腕叹息。虽然此书"贯通古今，融以心得"，"可谓独辟鸿蒙，揭日月于中天"，但医学界仍有"见其书而不能信者，或知而不用者"。他们在临床治疗瘟疫时仍固守治疗伤寒的方法，究其原因，一方面是由于此书诞生于明清换代之际，人心未稳，医典难以广泛传播；另一方面则是因为瘟疫乃疫中之重症，一般医家避之唯恐不及，以免自身受累。然而，戴天章不能容忍这样的情况继续下去。

在戴天章看来，文化人对古典最好的传承方式便是著书

立说。因此，他决定撰写一部注解《温疫论》的专著，结合自己的临床实践经验，详细讲解瘟疫的防治之道，让更多的人了解并研究这部珍贵的医典。

二、辨瘟疫五法

经过多年的研究和修改，戴天章于 1722 年初步完成了《温疫论》注解、增订、删改版书稿，拟名《广瘟疫论》，又名《瘟疫明辨》。从规范文字角度出发，书中统一称"温疫"为"瘟疫"。该书共 5 卷，内容简明扼要，条理非常清晰，为后世防治瘟疫提供了"经典要法"。特别是书中提出的辨别瘟疫的方法，主要是从气、色、舌、神、脉等 5 个方面进行辨别。

1. 辨气

戴天章指出，如果患了瘟疫，马上就会有一种臭气从体内散发出来，十分难闻，而风寒邪气致病一般无臭气。

2. 辨色

感染上瘟疫之后，人体会出现松缓和垢晦之色，在疫气的作用下，特别油腻，看上去像烟熏了一样。

3. 辨舌

瘟疫初起，舌上白苔厚而不滑，色兼淡黄，粗如积粉。瘟疫进一步发展，会出现黑色舌苔。

4. 辨神

瘟疫初期，人会出现神情异常、烦躁惊悸，甚至神志不清、梦寐不安等表现。

5. 辨脉

戴天章指出，瘟疫在初起之时，其脉象与风寒大不相同，但是后期与风寒之脉象颇同。

他的这些对于瘟疫病辨证治疗的见解，贡献非常之大，特别是将瘟疫从伤寒中独立出来，具有非常重要的意义。

三、治瘟疫五法

1. 汗法

瘟疫汗法与伤寒汗法的不同取决于瘟疫与伤寒的病邪性质、受邪途径、传经变化等因素。瘟疫由外感湿温而成，湿温二气热而不冷。热邪易耗阴津，使邪易留恋于里，所以戴氏不主张早用发汗，强调"汗不厌迟"。而伤寒由外感风寒所致，风寒二气皆冷而不热。寒主收引凝滞，易闭腠理，反使邪内陷不出，徒生变证，因此当及早使用汗法，使邪气得以及时由表而散，不致内陷成患，故提出伤寒"汗不厌早"之说。

《广瘟疫论·汗法》曰："疫邪汗法，不专在乎升表，而在乎通其郁闭，和其阴阳。郁闭在表，辛凉辛寒以通之；郁闭在里，苦寒攻利以通之。阳亢者，饮水以济其阴；阴竭者，滋润以回其燥。气滞者开导，血凝者消瘀。"戴氏强调瘟疫汗法的关键在于"通其郁闭"，以便于祛除表里瘀滞之邪，逐邪时兼顾养正。若以解热之剂治风寒，轻则寒中呕痢，重则阳陷厥

逆；以散寒之剂治温热，轻则衄渴谵妄，重则枯竭亡阴。

2. 下法

风寒表邪入里，当从下走，但此时却不主张下之过早，因为风寒二淫，性皆冷而不热，必待入里化热，方可攻下凉解，否则容易耗伤里气，反引表邪内陷，故"下不厌迟"。而温热邪气从口鼻而入，直中中焦，后变九传，说明温热病发病的初始部位在里，此时宜用下法，故有"下不厌早"之说。

伤寒、瘟疫的下法疗程也不同，"伤寒一下即已，仲景承气诸方，多不过三剂；时疫用下药，至少三剂，多则有一二十剂者"。

同时，戴氏根据邪热所在部位之不同，提出了6种下法，"结邪在胸上，贝母下之，贝母本非下药，用至两许即解……痞满燥实，三焦俱结，大承气汤下之"。而且他认为，根据患者身体情况及症状的轻重不同，下法也有轻重缓急之分。

3. 清法

瘟疫本是热证，热证需要用寒凉药物清其热，故清法乃是治疗瘟病的基本法则。戴氏认为热在表，宜用汗法，使热从汗泄；热在里，宜用下法，使热从下泄。故汗法、下法均属清法。若邪郁肌表，经汗法而热不退，或邪结于里，经下法而热不解，或本来有热无结，此时"惟以寒凉直折，以清其热"，故清法也可理解为是弥补"汗、下之不逮"。

就清法而言，用药以寒凉直降为其根本。因其寒凉，临证中必须视热邪之浅深、病位而施用。凡邪热在表，宜辛凉开达者，若早用苦寒直折，即为误治，致使邪气内陷；凡邪热在里，宜苦寒直降者，若用轻清甘寒，则药不中，而贻误病机。

4. 和法

戴天章认为，寒热并用之谓和，补泻合剂之谓和，表里双解之谓和，平其亢厉之谓和。

5. 补法

疫邪多热证，热极伤阴，故养阴、护阴是瘟病治疗的关键所在，所谓"留得一分津液，便有一分生机"。而单纯地补阴，多运用在温病后期邪少虚多的情况下，否则会出现邪热留恋于内的情况。若经汗、下、清等法而热邪加重者，当补阴以济阳，酌用方药如六味、四物、生脉、养荣诸方；若经汗、下、清、和法，热退而昏倦、痢利不止者，当补阳养正以祛邪，方药可酌用四君、异功、生脉、理中、建中、附子等方。但温病补阳须谨慎，叶天士告诫："往往热减身寒者，不可就云虚寒，而投补剂，恐炉烟虽熄，灰中有火也，须细察精详，方少少与之，慎不可直率而往也。"

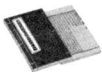

防疫避疫诸法奠基者

——刘松峰

自古以来，瘟疫时常困扰人类社会，无数英勇的医家致力于寻找防疫避疫之道，其中，刘松峰（刘奎，字文甫，号松峰）无疑是杰出医家代表之一。他以深厚的医学造诣、丰富的实践经验，为后世留下了宝贵的防疫避疫之法，堪称防疫避疫诸法的奠基者。刘松峰是清代名相刘墉的三伯父刘绥烺的长子，他一生以行医为业，是清朝乾隆和嘉庆年间著名的瘟疫病学家，名载《清史稿》，享年 85 岁。刘松峰少年时随父迁居五莲山区杨家沟（槎河山庄）习儒书，中年时因被疾累，遂本儒理，勤之医学。刘松峰年轻时曾随其叔父刘统勋进京，拜名医郭右陶为师。经师传和自学，其对各家医书无不研究精深。其一生抱定"不为良相，但为良医"的志愿，后悬壶于京师及西安，晚年在五莲松朵山下隐居，自号松峰老人，一面行医，一面著书立说。

一、探寻瘟疫根源

《松峰说疫》是刘松峰的代表作，该书是一部实践经验丰富、理法方药完备的治疗瘟疫及杂症的名著。全书共分为6卷，计14万余字，载140余种病症，方剂200多首，包括内、外、妇、儿、五官等科。卷一为《述古》，叙述历代名家对瘟疫的论说；卷二为《论治》；卷三为《杂疫》，辨析瘟疫及杂症；卷四为《辨疑》，辨析其对前人关于瘟疫的论述有所心得者；卷五为《诸方》，记载了治疗预防瘟疫的方药；卷六为《运气》，阐发五运六气与瘟疫流行的关系。

《松峰说疫》丰富和发展了瘟疫治疗的理论和实践，为后学之典范。他告诫医生说："吾愿世之业医者，不可拘于一定之方，亦不可执其一偏之见，变动不拘，权衡有准，则于岐黄一道，思过半矣！"他认为临证中应知常而应变，灵活而不偏，方能无误。他结合自己的临床经验融古创新，不断地探索总结出优于前人的瘟疫学说。难能可贵的是，自古医家认为瘟疫属热者多，治尚寒凉，唯刘氏独识寒疫之真伪，大胆施以温药，实发前人之未发，为我国瘟病防治事业做出了一定的贡献。刘松峰晚年，在其子刘秉锦的协助下，著成《松峰说疫》《瘟疫论类编》《松峰医话》等书。

《松峰说疫》对瘟疫的病因，提出了"冬不藏精，春必瘟病"之说。其在《松峰说疫·论治》中说："一冬无雪，天气温和，至春不雨……疫疠盛行。"又说："饥馑之后，或兵氛师旅之余，及五运之害制，六气之乖违，两间疠气与人事交并而瘟疫始成焉。"还说："凡瘟病之流行，皆有秽恶之气……入瘟疫之乡，是处动有青蝇千百为群……青蝇所聚之处，皆疫邪秽气所钟也。"这些内容明确提出了瘟疫的传染源和传染途径。

《松峰说疫》界定了瘟疫的范畴，将瘟和疫加以区别。其将瘟分为16种，将疫分为3种。辨证施治方面，循六经，辨营卫，取法精当，用药灵活。《松峰说疫·论治》提出，"以伤寒六经及卫气营血为绳墨，结合天时，七情六欲，老幼强弱，加之望闻问切"进行辨证施治。书中记载的治法繁多，有药疗、针疗、挑治、刮痧等方法，处方有经方，有时方，也有自制方，随症化裁，灵活运用。书中所载治疗瘟疫之法，可概括为以下几类：①发散，邪在表者，清热发散；②解秽，解除秽气；③清中，清气分热，清营凉血；④清热解毒，清中有散，散中有清；⑤攻下，对于热结阳明，寒下攻其热结，以通腑气；⑥酌补，邪盛正实者，以通为补，热炽毒亢者，以清为补，补益用甘润之品，不用大热之品。

二、善治更善防

对于瘟病，刘松峰长于治，更重于防，故其名噪齐鲁大地东部，在五莲山地区和潍河流域，方圆数百里求问于刘松峰者众多。病者有沉疴不愈者，经其手多能霍然而愈。刘松峰不但医术精湛，而且医德高尚，有"南藏（牧古）中刘（刘奎）北黄（元尚）"之誉。生平遵从，救人济世，不及名誉"。在他的影响下，其家族后人从医者众多，且多长于伤寒、瘟疫诸病。其五世侄孙刘季三，是青岛市著名中医。

生活在疾病频发、瘟疫肆虐的时代，面对如此严峻的形势，刘松峰深感责任重大，立志要攻克这一难题。他日夜苦读医书，遍访名医，积累了丰富的医学知识。同时，他还亲自深入疫区，观察疫情，了解病状，积累了丰富的临床实践经验。在长期的实践探索中，刘松峰总结出了一套行之有效的防疫避疫之法。对于瘟疫，他强调以预防为主，提出了"治未病"的理念。他认为，预防瘟疫的关键在于提高人体的免疫力，因此，他提倡人们要注重饮食调养，保持心情愉悦，加强体育锻炼，以增强身体素质。此外，他还提倡注意个人卫生，要勤洗手、戴口罩等，以切断疾病传播途径。

为了更好地推广防疫避疫之法，刘松峰还撰写了多部医学著作，详细阐述了防疫避疫的理论与实践。他的著作深入浅出，通俗易懂，深受百姓喜爱。这些著作不仅为当时的防疫工作提供了有力指导，也为后世的医学研究提供了宝贵资料。

刘松峰的防疫避疫之法在实践中取得了显著成效。在他的指导下，疫区的疫情得到了有效控制，人们的生命安全得到了有力保障。他的成就得到了社会的广泛认可，人们纷纷称赞他为防疫避疫的楷模。他的理论和方法为后世医学家们提供了启示和借鉴，推动了防疫避疫工作的发展。其避疫方主要有避瘟丹、黎芦散、屠苏酒等。

避瘟丹　烧之能避一切秽恶邪气。

苍术　乳香　甘松　细辛　芸香　降真香等分

糊为丸豆大。每用一丸焚之，良久又焚一丸，略有香气即妙。

藜芦散　一名赤散，避瘟疫。

藜芦　踯躅　干姜各一两　丹皮　皂角各一两六钱　细辛十八铢　桂枝一作桂心　附子　朱砂一作真珠，另研，各六两

共为粗末，绛囊系臂上，男左女右，觉病作，取药末少许，纳鼻中。嫌分量多，和时四分之一亦可，后皆仿此。

屠苏酒

大黄十五铢　白术十铢　桔梗十五铢　川椒十五铢，炒出汗　防风六铢　乌头六铢，炒　桂枝十五铢　菝葜六铢，乃今之二钱半，廿四铢为一两

入红囊中，于腊月晦日，悬井中。毋着水，元旦出药入酒中，煎数沸，于东向户中饮之。先自小者饮起，饮三朝。若每年饮，可代代无病。内外井中，宜悉着药，忌猪、羊、牛肉，生葱、桃、李、雀肉。

刘松峰作为防疫避疫诸法的奠基者，他的防疫避疫之法为我们提供了宝贵的经验和启示，使我们在面对疾病和瘟疫时能够更加从容。我们应当铭记这位伟大的医者，将他的精神传承下去，为人类的健康事业贡献自己的力量。

中国发现猩红热第一人

——叶天士

叶天士（1666或1667—1745年），名桂，字天士，号香岩，别号南阳先生，晚年号上津老人，江苏吴县（今属江苏省苏州市）人，祖籍安徽歙县。他出身于医学世家，自幼耳濡目染，有志于医学之道。叶天士医术精湛，尤其擅长治疗时疫和痧痘等症，是中国最早发现猩红热的人。他在温病学上的成就尤为突出，被誉为温病学的奠基人之一。

一、医脉传承，少年立志

叶天士的高祖叶封山自安徽歙县蓝田村迁居苏州，叶家世代行医，医术精湛。叶天士的祖父叶时医术高明，父亲叶朝采更是医术超群，精通医理，且博览群书，喜欢饮酒赋诗、收藏古董。在这样的家庭氛围中，叶天士自幼便对医学产生了浓厚的兴趣。

少年叶天士，聪明伶俐，勤奋好学。他白天跟随父亲学习经书，晚上则沉浸在医学典籍中，熟读《黄帝内经》《难

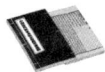

经》等医学古籍，对历代名家之书也旁搜博采。父亲见他如此好学，更是倾囊相授，将自己的医术和经验毫无保留地传授给他。在父亲的悉心指导下，叶天士的医术日渐精进，少时即已崭露头角。

在学习过程中，叶天士对温病产生了浓厚的兴趣。他观察到，温病在江南地区较常见，且病情复杂多变，难以治疗。当时，医学界对温病的认识尚不深入，治疗方法也缺乏针对性。叶天士深感责任重大，决心攻克这一难题。

二、广拜名师，医术大成

尽管天赋出众，命运却给这位医学天才带来了考验。在他14岁那年，父亲叶朝采因病去世，留下他孤身一人面对生活的艰辛。为了维持生计，叶天士不得不提前承担起家族的重担，开始行医应诊。同时，他也继续向父亲的门人朱某学习医术，以期能够继承父亲的遗志，将医术发扬光大。

在学医的过程中，叶天士深感自己的医术浅薄，因此他决定四处行医游学，广拜名师，以求医术大成。在接下来的6年时间里，他先后拜周扬俊等17位名医为师，虚心求教，博采众长。他信守"三人行必有我师"的古训，对于任何技艺高于自己的医生，他都愿意行弟子之礼拜其为师。正是这样谦逊好学的态度，使得他的医术突飞猛进，不久便名扬四海。

三、仁心妙手，防治瘟疫

康熙年间，苏州地区暴发了一场严重的瘟疫。瘟疫来势汹汹，许多医生都束手无策。叶天士闻讯后，立即赶赴疫区。通过细致的观察，他发现这次瘟疫与以往不同，病邪主要侵犯肺卫，导致患者出现高热、咳嗽、呼吸困难等症状。于是他采用清热解毒、宣肺止咳的治疗方法，成功治愈了大量患者，为瘟疫防控做出了巨大贡献。

叶天士注重辨证施治，善于抓住主症，对症下药；主张分解湿热，特别强调"以湿为本治"的原则；倡导祛湿当治从三焦，分消上下，以简化治疗流程。

乾隆年间，京城暴发了一场瘟疫。疫情迅速蔓延，皇宫内外人心惶惶。此时，叶天士已名扬天下，被朝廷召唤入宫为皇帝和皇室成员诊治。面对一场前所未有的挑战，经过仔细研究后，叶天士发现这次的疫情与以往不同，其症状更为严重，传染性更强。叶天士毫不畏惧，为找到有效的治疗方法，日夜不休地翻阅医学典籍，结合自己多年的临床经验，终于研制出了一套独特的治疗方案——将温病学的原理与针灸、拔罐等中医疗法相结合。在治疗过程中，叶天士不畏艰难，亲自为患者诊治，根据患者病情的轻重程度不同，采用不同的治疗方法。对于病情较轻的患者，他采用中药治疗；对于病情较重的患者，则辅以针灸、拔罐等方法进行治疗。在他的精心治疗下，许多患者的病情得到了显著改善，不仅成功遏制了瘟疫的蔓延，更挽救了无数生命。他的医术也因此得到了广泛的认可和赞誉。

四、医术精湛，誉满天下

叶天士医术精湛，擅长治疗各种疑难杂症，尤其是时疫和痧痘等症，被誉为"医痴"和"华佗再世"。他的治疗方法独具特色且疗效显著，往往能够药到病除，不仅造福了当地百姓，更有许多外地患者慕名求诊。

在医学理论方面，叶天士也做出了卓越的贡献。他深入研究《黄帝内经》《难经》等医学古籍，并结合临床实践，逐渐形成了自己独特的温病理论。他认同吴有性"邪从口鼻而入"的观点，概括受邪途径为"温邪上受，首先犯肺"，其传变规律为邪如不外解，可由肺卫顺传阳明或逆传心包，这与伤寒之邪按六经传变不同。叶天士认为，温病的发生发展规律与伤寒截然不同，温邪是导致温病的主因，首创温病卫气营血辨证体系，为温病的辨证论治开辟了新的路径。他的这一理论不仅丰富了中医的温病学说，也为后世医者提供了宝贵的借鉴和参考。

尽管叶天士一生忙于诊治病人，无暇亲笔著述，但他的医学思想和实践经验被门人及后人整理成书，成为中医经典之作，被后世广泛传颂和学习。《温热论》《临证指南医案》《未刻本叶氏医案》等，均是他的重要学术成果。《温热论》为温病学说的形成奠定了理论基础。书中创立的卫气营血辨证论治方法，表明温病的病理变化主要是卫、气、营、血的病机变化。《温热论》自问世以来，一直被后世医家奉为经典、推崇备至，其对温病学甚至整个中医学界都有着深远的影响。

叶天士去世后，他的门人取其方药治验，分门别类集为一书，取名《临证指南医案》。这本书首刊于1764年，涵盖内科杂病、妇科与儿科等多个领域，温病治案尤多，展现了叶天士治病辨证细致、善于抓住主症而对症下药的特点，为后世医者提供了宝贵的参考。

五、视角敏锐，发现猩红热

在叶天士所处的时代，医学尚未像现代这样发达，医家对于许多疾病的病因、症状和治疗方法的认识都处于探索和积累阶段。猩红热是一种由溶血性链球菌感染引起的急性呼吸道传染病，其临床表现包括高热、咽峡炎、全身弥漫性鲜红色皮疹等，其因皮疹色泽鲜红如猩猩而得名。叶天士凭借其丰富的医学知识和临床经验，敏锐地观察到了这种疾病的特征，并进行了深入研究。

在临床实践中，叶天士遇到了多例具有相似症状的患者，他们高热不退，全身出现鲜红色皮疹，并伴有咽峡炎。通过仔细观察，他发现这些病症具有一定的规律性。结合自身的医学知识和经验，他推测这些病例的病原体可能是一种特殊的物质，通过呼吸道传播，侵入人体后引起炎症反应。明确病因后，叶天士开始探索治疗方法。他依据中医辨证施治的原则，采用清热解毒、透邪外达等治疗方法，成功治愈了多例猩红热患者。作为较早发现并治疗猩红热的人之一，叶天士的工作为后世医学家对猩红热的研究和治疗提供了重要参考。他的治疗方法为后世医家提供了经验，也为猩红热的防治做出了重要贡献，对当时社会的公共卫生安全具有重要意义。

作为清代医学史上的杰出人物，叶天士的一生充满了传奇色彩。除了医术精湛外，他还以医德高尚闻名于世。他宽厚善良，对穷苦百姓充满同情之心，看病常常分文不取，这种高尚医德和无私精神赢得了广大百姓的敬爱和赞誉。在对抗瘟疫的斗争中，他所展现出的勇于担当、敢于创新的精神，至今仍值得我们学习和发扬。

不求闻达，温病学开山巨匠

——薛生白

薛雪（1681—1770 年），号一瓢，字生白，生于清朝初年，江苏吴县（今属江苏省苏州市）人。薛生白著有《湿热病篇》，该书对湿热病之辨证论治有进一步发挥，系统总结了湿热病的病因、病机及诊治方法，丰富并充实了温病学的内容，为后世医家提供了宝贵的参考。此外，他的《医经原旨》等著作也备受医家推崇。

一、精进于学，发展温病学说

薛生白出生于医学世家，颇具才气，自幼便受到家中医学氛围的熏陶，对医学产生了浓厚的兴趣。在那个时代，医学知识多靠家传或师承，薛生白不仅继承了家族医学遗产，还广泛阅读古代医学典籍，如《黄帝内经》《伤寒杂病论》等，从中汲取营养，年轻时便展现出过人的学识和悟性。他四处游学，拜会当时名医，如叶天士等，通过实践交流，不断丰富和完善自己的医学理论与技能。

薛生白以精湛的医术和高尚的医德著称，活跃于江南地区，尤其在苏州一带，其以对湿热病的深入研究和有效治疗而闻名。当时，湿热病频发，薛生白通过对临床病例的细心观察和研究，提出了许多独到的见解和治疗方法。他认为，温病是由外感温邪引起的，具有发病急、传变快、病情重的特点。《湿热病篇》曰："夫热为天之气，湿为地之气。热得湿而愈炽，湿得热而愈横。湿热两分，其病轻而缓；湿热两合，其病重而速。"湿热病是外感热病中的一大类型，是由于感受湿邪，又感受暑热之邪所致；也有由于湿邪久留，伏而化热，湿热之邪交织而为湿温者。这种疾病的发生，与季节有很密切的关系。在长夏初秋之际，气候溽暑，既热且湿，人处于这样的自然环境之中，身体虚弱者往往容易生病，而成湿温。湿温为病，既有湿邪，又有热邪。湿性黏滞，热性炎炽，二者相合，邪热由于湿邪的黏滞而难以消除，湿邪则由热邪的弛张而弥漫上下，致使病情十分严重。

薛生白对湿热病的研究，突出湿邪与热邪相合为病的特点，抓住湿热二邪轻重不同的要害，并结合脏腑、三焦、表里等辨证方法，使之融为一体，完善了湿热病的证型辨析，有利于临床应用。在治疗方面，有温化、清泄、清热祛湿诸大法，同时又有补阳、益气、养阴、生津诸法配伍，用药时强调清热不碍湿、祛湿不助热、扶正不碍祛邪、祛邪当注意扶正等方面。薛生白治疗湿热病不拘泥于固定成方，体现了其治疗湿热病的特点，对后世医家影响极其深远。

薛生白医术精湛，不仅擅长治疗湿热病，而且内、外、妇、儿各科兼通，对各种疑难杂症也有着独到的治疗手段。其疗效显著，深受患者的信赖和尊敬。

薛生白的温病学说，突破了传统医学的束缚，在当时的医学界引起了极大的震动。在他的影响下，温病学派逐渐发展壮大，成为中医学界的一个重要流派。

二、虚心求教，不求闻达

清代镇江知府徐守臣之母，忽然得了一种怪病，粪便竟然从口中呕出，诸医治之不效，遂请薛生白前去诊视。薛诊脉后说道："熟思此病不但胃气上逆，并且大肠传导亦失常，现在却无针对之方，急切不能施治，容缓数日再度造访。"薛生白回家翻阅所藏之书，并无此症，自然也无针对之方。

一日，薛生白遇一走方郎中，问其有无治法。答曰："吾师能治之。"薛氏问："令师安在？"走方郎中告诉薛生白他的师父住在南郊。薛生白遂前往老翁住处请教，老翁以药末 10 剂付之。问是何药？曰："一味通幽散，乃蜣螂虫也。"薛生白把药方给知府徐守臣之母服用，先以 5 剂治之而愈，再与 5 剂断其根，永未复发。

史载薛生白多才多艺，一向恃才傲物，一般公卿尚不易请动他看病。本案中薛生白面对棘手病症能做到实事求是，求教于走方郎中，精神可嘉。

薛生白精研医术而不囿于传统，系统发展了温病学说，以济世之心深入研究疫病；医德高尚而不骄矜，面对疑难病症能放下身段虚心求教，其践行"医道无界"的谦逊品格，为后世树立了治学与为人的典范。

伤寒瘟疫理论革新者

——杨栗山

杨璇，字玉衡，号栗山，清代河南省归德府夏邑县人，乾隆年间溧水名医。其对伤寒与温病颇有研究，非常推崇刘完素和吴有性的学术见解，著有《伤寒瘟疫条辨》和《温病条辨医方撮要》。

一、杨栗山的医学之路

杨栗山自幼聪敏好学，广泛阅读四书五经，并对其进行注解，因见解深刻而被尊称为"国士"。他曾尝试科举考试，但直到近 40 岁仍未能及第，便决定转习医术。他对医学产生了浓厚的兴趣，并开始系统地学习医学知识。杨栗山在学习过程中，深入研读经典医籍，广泛汲取前人的经验和方法。他先后在江苏溧水和四川成都等地行医，积累了丰富的临床经验。晚年时，杨栗山居住在江苏溧水。当时，该地区发生了瘟疫，杨栗山为当地居民治病，取得了较好的效果。在 79 岁高龄时，他结合个人体会和临床经验著成了《伤寒瘟疫条辨》一

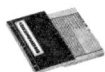

书，为后世留下了宝贵的医学遗产。

二、杨栗山的医学思想

杨栗山在临证时将传统中医理论与实践相结合，既遵循中医的整体观念和辨证施治原则，又根据具体情况灵活变通，体现了中医"因时制宜""因地制宜"的治疗思想。他的工作，对后来的医学发展，尤其是对温病理论的形成和发展，产生了深远的影响。

杨栗山专注于伤寒与温病的区别和联系，并提出了自己的见解。他认为，伤寒与温病都是由天地之气异常引发的疾病，但其病因、病机、证候和治疗方法有所不同，因此在诊断和治疗上需要进行辨证分析。伤寒是由寒邪侵袭人体引起的疾病，其病机主要是寒邪由表入里，逐渐侵入经络脏腑；在治疗上，需要根据病情的不同阶段采取不同的治疗方法。如在初期可用解表法来祛寒散邪，在中期可用温阳法来扶正祛邪，在后期可用固本法来调理身体。而温病是由杂气伏郁于血分而引起的疾病，其病机主要是内郁之热。这种内郁之热不仅存在于新感温病中，更是伏气温病的一个重要形成因素。因此，温病在治疗上需要采用辛凉苦寒的药物来开导里热，以达到解表的目的。

杨栗山创立了以升降散为代表的治疗温病15方。这些方剂具有清热解毒、宣肺利咽、解表散寒等功效，适用于各种类型的温病。常用药物包括黄连、黄芩、黄柏、山栀子等。这些药物都具有苦寒的性质，能够直折毒火的嚣张之势。如黄连解毒汤，不仅能够清热解毒，还能够疏风解表、泻火除烦、生津止渴等，适用范围较广。杨栗山在临床中根据患者症状的不同，调整使用这 15 方，取得了显著的治疗效果。

杨栗山的这些经验和理论，不仅在当时有着重要的实践意义，也为后世医学的发展提供了宝贵的参考。

三、升降散与《伤寒瘟疫条辨》

在杨栗山所处的时代，温病是极为常见且具有高死亡率的疾病。杨栗山通过观察和实践，总结出的治疫 15 方，是中医治疗瘟疫的重要成果，丰富了中医的理论体系，也为临床实践提供了有效的指导，具有很高的实用价值。他提出的"轻则清之""重则泻之"的治疗原则，为后世的医学发展提供了宝贵的经验。特别是升降散，作为总方，起到了关键的作用。其适用范围广泛，可根据病情的变化和邪气的深浅灵活地进行加减化裁。无论是轻症还是重症，都可以使用升降散作为基础方剂，然后根据具体症状和体质进行调整，以达到最佳的治疗效果。

升降散的应用经验，最终被总结提炼于杨栗山的著作《伤寒瘟疫条辨》之中，该书的问世对后世产生了深远的影响。首先，它对伤寒和温病的认识更加深入和全面。在杨栗山

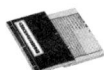

之前，医学界对于这两种疾病的认识存在一定的局限性，而《伤寒瘟疫条辨》系统地总结了前人的经验和教训，并结合作者本人的临床实践创新性地进行了阐述。其次，它为后世医学家提供了宝贵的参考资料。在《伤寒瘟疫条辨》之后，许多医学家在研究与探索伤寒和温病方面都有所建树，其中很多人就是受到了杨栗山的启发和影响。最后，它对现代医学的发展也产生了一定的影响。虽然现代医学已经发展到了一个较高的水平，但是对于一些复杂的疾病仍然缺乏有效的治疗手段。《伤寒瘟疫条辨》所提出的一些治疗方法和思路为后世医学的发展奠定了基础，对于现代医学的发展仍然具有参考价值。

四、医者仁德和钻研精神

杨栗山一生勤奋治学，最终以90岁高寿离世，他在伤寒和温病领域的研究为中医学的发展做出了重要贡献。他的一生是医者仁德和钻研精神完美结合的一生，他用自己的行动诠释了医者的使命和担当，为后世留下了宝贵的精神财富。

杨栗山的医者仁德和钻研精神，是他取得医学成就的重要基石。他始终将患者的生命健康放在首位，并不断提升自己的医术，以更好地为患者服务。他的研究不仅深入经典，而且在实践中得到了验证和应用。他的学术成果不仅在当时受到了高度评价，也为后世医学发展奠定了坚实的理论和实践基础，其学术成就和医学贡献被后人广泛传颂。

清瘟败毒饮创始人

——余霖

余霖，字师愚，清代著名医家，安徽桐城人。余霖著有《疫疹一得》，该书系统总结了其 30 余年治疗疫疹的经验；创制了清瘟败毒饮这一经典方剂，对后世温病学的发展产生了深远影响。

一、生平与学术思想

余霖早年学习儒学，后转习医学，尤其专注于疫疹的研究。其父因误治而死于瘟疫，激发了他深入研究疫疹的决心。在学习中医本草著作时，余霖发现石膏的功效，并认为石膏是治疗疫疹的关键性药物。

余霖重视运气学说，认为疫疹的发生与运气有关，主张医者应结合运气辨证施治。他强调疫疹的病机为火热淫气从口鼻入侵人体，散布于十二经脉，导致发热、疫疹、头痛等症状；治疗应以清热解毒为主，重用石膏以清瘟败毒。

余霖在研究疫疹的过程中，深入探讨了其病因和发病机理。他从运气学说的角度出发，认为火热淫气是导致疫疹的主要原因。他明确指出，火是疹的根源，疹是火的表现。这一观点对于疫疹的治疗法则和处方选药有着直接影响。

余霖接受了吴又可"邪从口鼻而入"的观点，但对于邪不在胃而传于膜原的看法表示怀疑。他认为，疫邪从口鼻而入，有些患者一天内就能发病，有些患者则需要四五天症状才能显现，这取决于患者胃的状况。如果胃不虚，邪气不能入侵，病情就比较轻；反之，如果胃虚，热毒会深入体内，则症状较重。

尽管疫疹的症状繁多，但余霖认为其根本原因在于热毒在胃部的作用。因胃为水谷之海，是五脏六腑气血生化的源泉，一旦邪气侵入胃部，就会通过经络散布到全身，引发各种症状。如热毒在外，会导致发热、恶寒和斑疹；热毒积聚在内，则会引起烦躁、谵妄、口渴和失眠等症状。此外，热毒还可能影响头、肺、心等重要脏腑器官的功能。因此，治疗疫疹时应当重点清热解毒，以胃为主要治疗目标。这一理论为后世医学家提供了重要的参考依据，并对中医学的发展产生了深远的影响。

二、清瘟败毒饮

余霖在治疗疫疹方面，创立了清瘟败毒饮这一经典方剂。该方由石膏、黄连、犀角、黄芩、牡丹皮、栀子、赤芍、连翘、玄参、生地黄、知母、桔梗、竹叶、甘草等药物组成。他认为这个方剂是泻十二经火药物的组合。

方中重用石膏（归肺、胃经）清胃火。胃为水谷之海，十二经气血皆禀于胃，胃火清则十二经火自消。同时，他以黄连、犀角、黄芩等药物来泻心肺火于上焦；牡丹皮、栀子、赤芍等药物来泻肝经之火；连翘、玄参等药物来解散浮游之火；生地黄、知母等药物来抑阳扶阴，泻其亢盛之火；桔梗、竹叶等药物来载药上行；使以甘草和胃。这样配伍，既能清除胃热，又能泻上下内外之火，使胃与十二经之火得以平息。如果有斑疹出现，还可以用大青叶与升麻引毒外透。

对于妊娠及产后患疫疹的情况，余霖认为不必顾虑产后之虚和胎儿的情况，应以清除疫邪为第一要旨。他强调，疫疹为病，既不可表，又不可下，更不能妄用温补扶阳。总之，在治疗疫疹时，要以祛除无形之热毒疫邪为主。

这一观点和治疗方法对于后世医家的治疗思路产生了深远影响。而清瘟败毒饮经过多年的实践验证，被广泛应用于各种热性疾病的治疗，尤其是在应对突发公共卫生事件时具有重要意义。

三、确立疫证诊断标准

在论述瘟疫时，余霖十分重视疫疹的诊断。疫疹与伤寒在临床表现上有很多相似之处，但也有很多不同之处，如果不

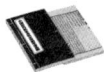

能细致地加以鉴别，就容易混淆而导致误诊。余霖明确了疫疹与伤寒的区别，确立了疫疹的诊断标准。这一成就不仅对当时疫病的诊治做出了重要贡献，也促进了温病学派的形成。

疫疹与伤寒的区别：疫疹与伤寒在初起时都可见头痛，但伤寒太阳病、阳明病的头痛不至于十分沉重和剧烈；而疫疹则头痛如劈，沉不能举。此外，疫疹与伤寒在初起时均有汗出的表现，但伤寒表实则无汗，表虚则有汗；而疫疹则见下半身无汗而上半身有汗，尤以头汗为甚。这是因为头为诸阳之会，疫疹系热毒内踞所致，火性炎上，津液受其蒸腾而上行，故上半身有汗而头汗尤甚。

四、历史影响

余霖的学术思想对后世温病学的发展产生了深远影响，其清瘟败毒饮等方剂至今仍广泛应用于临床。他与吴又可等医家共同丰富了温热病辨治的内容，促进了温病学派的形成。

纪昀（字晓岚）在其所著《阅微草堂笔记》中记载了乾隆癸丑年（1793 年）京师大疫的情况，其中提到了余霖先生的医学成就。在这场大疫中，许多医生按照张景岳的治法治疗，但效果不佳，甚至有些患者因此而死。随后，又有人尝试用吴又可的方法治疗，但也无效。这时，桐乡冯鸿胪之姬人呼吸将绝，情况危急。余霖投以大剂石膏药，应手而愈。这一成功案例表明，余霖的学术经验并非空谈，而是具有实际治疗效果的。其他人纷纷效仿余霖的治法，救治了无数患者。这反映了余霖在当时的医学界具有很高的声誉和影响力。

余霖著有《疫疹一得》，进一步总结了他在温病学方面的学术经验和心得。他对温病学的发展做出了重要贡献，成为温热学派的大家之一。

余霖和吴又可这两位医学家虽然所处时代不同，但在瘟疫的辨治方面都取得了显著成就。吴又可所述之瘟疫属湿热之性。他认为湿热是病机的主要因素，因此他的治疗方法主要是疏利分消。用这种方法治疗湿热病具有很好的疗效，为后世医家提供了宝贵的经验。而余霖所研究之疫疹则侧重于热毒疫邪。他认为热毒是导致疫疹的主要原因，因此他的治疗方法主要是清热解毒。这种方法在疫疹等热毒病症的治疗中取得了显著疗效，也为后世医家提供了重要的参考。他们都丰富了温热病辨治的内容，并对明清时期温病学派的形成具有重要影响。

余霖一生在医学上的探究，体现出了非凡的胆识。他勇于探索和实践的精神，对于当下的防疫工作同样具有重要的启示和指导意义。如今，我们仍要以余霖为榜样，勇敢面对挑战，发扬他的探索精神和实践精神，精准诊断，合理施治，为人类的健康事业而努力。

"绍派伤寒"创始人

——俞根初

俞根初（1734—1799 年）为清代伤寒学巨匠、"绍派伤寒"创始人，其医学思想以诊治外感热病（疫病）为核心，在理论创新与临床实践中构建了完整的疫病治疗体系。他将家学传承、经典研习与临证经验深度融合，尤其在《通俗伤寒论》中系统阐述了疫病的辨证论治方法，成为疫病中医防治的重要里程碑。

一、疫病诊疗的家学根基与临床启蒙

俞根初出身浙江绍兴医学世家，在兄弟中排行第三，被世人亲切地称为俞三先生。行医世家往往拥有悠久的历史，家族成员代代相传，积累了丰富的医学知识和临床经验。这种知识的传承保证了中医的延续和发展，并形成了独特的家族医学特色。在这样的环境下，俞根初自然而然地对医学产生了浓厚的兴趣。他勤奋好学，广泛涉猎古今医书，尤其对张仲景的《伤寒论》情有独钟。他不仅深入钻研经典，更将其与自身实践相结合，逐渐形成了自己独特的医学体系。

他自幼接触临床，对张仲景《伤寒论》中"伤寒有五"的外感病总纲尤为推崇，认为"伤寒为疫病之纲领"，将经典理论与家族治疫经验相结合，形成了"以经方为体，以时方为用"的诊疗思路。

从医后，他以诊治外感热病闻名乡里，30岁便因疗效显著而声名鹊起。其诊疗特色在于：①辨证精准，结合脉象、舌象与症状综合判断病邪性质，如辨别寒邪、温热、湿热等不同疫病类型；②注重实践，强调通过临证积累优化治疗方案，何秀山评价其"学术手法皆从病人实地验证而来"；③融会贯通，吸收朱氏南阳、吴氏又可等医家治疫经验，将温病学派的卫气营血辨证融入六经体系，打破寒温界限。

当我们深入探究《通俗伤寒论》时，发现俞根初所引用的丰富文献，如《黄帝内经》《千金方》《伤寒总病论》《医学心悟》《顾松园医镜》《世医得效方》《张氏医通》《医门法律》《太平惠民和剂局方》《医方集解》和《伤寒全生集》等，不禁为他的学识渊博和勤奋好学而赞叹。

二、疫病治疗的核心理念与实践创新

俞根初坚持"临证为要"的疫病诊疗观。他提出"熟读王叔和，不如临证多"的观点，将疫病临床实践视为高于书本的"活学问"。他批判"死记方药"的陋习，主张"读书无

眼，病人无命"，强调根据疫病动态变化而灵活施治。

在具体诊疗中，他形成了独特的"五步诊法"：第一步为望神色舌苔，即通过眼神和舌象判断病邪深浅（如舌苔黄厚，主热邪入里）；第二步为按胸腹痛感，即按压胸脘至小腹，通过患者拒按、喜按的状态辨别实热、虚寒（如腹痛拒按多为阳明腑实）；第三步为问二便口渴，即询问大小便通畅度与口渴程度，判断津液损伤情况；第四步为查旧方疗效，即了解既往用药史，避免重复误治；第五步为切脉辨病源，即结合脉象锁定病位、病性（如浮数主表热，沉实主里实）。

根据病情的变化，俞根初又设立了伤寒转证类和复证类，以应对病情发展过程中可能出现的各种变化。他的这一设想，使诊治过程更加简洁明了。只需通过观察患者的生理现象，推测外感邪气对人体的损伤部位，再判断证型，结合证型下药施治，便可达到治愈疾病的目的，而无须对伤寒、温病进行刻意的划分。

清末绍兴医家逐渐接纳了俞根初寒温一统的理念，从而在诊治疾病时打破了伤寒依赖六经辨证、温病倚重三焦辨证的传统桎梏。如傅懒园，这位民国初年蜚声医坛的名医，便是一位勇于尝试的先行者。他在医案中运用六经辨证来审视湿热病，精妙地指出："阳明湿热如蒸气般弥漫，逐渐侵入心包，夹带着少阴的虚火上炎，导致血热四溢。此刻病情虚实夹杂，治疗不宜过猛，而应温和清热、祛湿、清心宁神、泻胃火，并抑制肾中虚火。"随着寒温统一的思想深入人心，伤寒与温病的界限逐渐模糊，这也为医家们书写医案带来了新的思考和启发。

三、代表作《通俗伤寒论》

尽管俞根初并未留下浩如烟海的著作，但他的心血结晶《通俗伤寒论》却成为医学界的瑰宝。这部作品经同邑的何秀山精心整理，并附上按语，再由何廉臣等人仔细勘订，终于在 1916 年与世人见面，于《绍兴医药学报》上连载。这本书不仅汇聚了俞根初对伤寒的独到见解和临床经验，更被誉为"四时感证之诊疗全书"，为后世医家提供了宝贵的参考。

《通俗伤寒论》内容博大精深，宛如一座丰富的知识宝库。在探讨伤寒病证时，书中细致区分了本证、兼证、夹证、坏证、复证等 5 大类别。所谓本证，即指病因单纯、表现典型的伤寒病证；兼证则是寒邪与其他病邪相互交织，形成的复杂多变病证；夹证，则是在伤寒病证中夹杂内伤杂病的情况。对于每一种病证，俞根初都按照病因、症状、脉象、治疗方法等方面进行了深入浅出地阐述，按语既条理清晰，又通俗易懂。

在用药方面，俞根初博采众长，广泛汲取仲景以下各家验方，并结合自己的实践经验，形成了独具特色的用药理念，使得书中的治疗方案具有很高的可信度。俞根初在经方的基础上创制了多首治疫名方，至今仍为临床常用方剂。《通俗伤寒论》中共载方 101 首，每首都蕴含着独特的治疗法则，巧妙地契合了六经理论中的发汗、和解、攻下、温热、清凉、滋补六大法则。这些方剂，或为俞氏创制，或是经过实践证明确实有效的良方。如辛凉发汗的葱豉桔梗汤，似春风拂面，轻解伤寒之束缚；滋阴发汗的加减葳蕤汤，似细雨滋润，悄然化解体内的燥热；和解少阳的蒿芩清胆汤，似清风徐来，舒缓肝胆的不适；峻下三焦毒火的解毒承气汤，似秋风扫落叶，迅速清除体内的热毒；凉肝息风的羚角钩藤汤，似深林中的清泉，平息肝风的躁动；滋阴息风的阿胶鸡子黄汤，似沙漠中的绿洲，滋养着身体的筋脉。这些方剂，在中医的历史长河中留下了浓墨重彩的一笔。

俞根初的绍派伤寒理论直接影响了清末民初的江南医家，其治疫方剂如蒿芩清胆汤至今仍用于流感、胆囊炎等感染性疾病的治疗，苏羌达表汤在寒湿型感冒的治疗中仍具优势。更重要的是，他开创的"寒温一统"思想为后世温病学发展搭建了理论桥梁，使中医对外感疫病的认识从"分而治之"走向"统而辨之"，为现代中医传染病防治体系的构建奠定了基础。

温病学派独树一帜

——陈平伯

陈平伯（约 1753—约 1810 年），字祖恭，号白衣居士，出身于世医之家，家学渊源深厚，到他这一代更是声名显赫。

一、陈平伯的家世背景

陈平伯祖籍为江苏吴县甪直镇（今属江苏省苏州市吴中区）。甪直镇历史悠久，古称甫里，是江南六大名镇之一，位于苏州城东南 25 公里处，旧属吴县管辖。甪直镇历来有"五湖之厅""六泽之冲"之称，其中六泽包括吴淞江、清小港、界浦、张陵港、东塘和大直港，而以镇北的吴淞江为最大河流。吴淞江发源于苏州附近的松陵地区，古名"松江"，因其流域在古代吴国境内，故又被称为"吴淞江"，流经吴江、苏州、吴县、昆山、嘉定、青浦等县市，最终汇入黄浦江。因此，陈平伯自称"松滨"陈平伯。这里的"松滨"并非上海，而是指甪直镇。

二、陈平伯的温病思想

陈平伯是清代医家，著有《温热病指南集》1 卷，该书初刊于嘉庆十四年（1809 年）。《中医大辞典》中未收入陈氏条文，而何时希所著《中国历代医家传录》则记载了陈平伯的生平。

《温热病指南集》在我国温病学史上占有一席之地。陈平伯敏锐地察觉到当时医界在治疗外感温热病方面存在误区，认为张仲景的《伤寒论》中并未明确论述温病的治疗方法，导致医家们治疗温病时局限于使用发表或攻里的成方，而忽视了温病的特殊性，使得温病的治疗理论和方法陷入混乱。

陈平伯认为，温病与伤寒有着本质上的区别。温病是指感受温邪而引起的疾病，其特点是发热、口渴、脉数等，与伤寒的恶寒、无汗、脉浮等寒邪所致的症状截然不同。因此，治疗温病的方法也应与伤寒有所区别。他强调，治疗温病时，发表应使用辛凉药，而非辛热药，因为辛凉药可以疏散风邪、清热解毒，而辛热药会助热生火，加重病情；清里则应使用泻热药，而非逐热药，因为泻热药可以清除体内郁热，而逐热药则容易损伤正气，导致病情恶化。

王孟英在编著《温热经纬》时将陈氏之作收入其中，并给予了高度评价，使陈平伯声名远播。

三、陈平伯与《温热病指南集》

陈平伯在《温热病指南集》中明确区分了温病与伤寒，指出温病是由温邪侵袭人体所致，与伤寒的病因病机不同。书中详细阐述了温邪致病的特点，如表现为发热、口渴、脉数等，并分析了温邪侵袭人体的途径和病机演变过程。陈平伯还针对温病的特点，创立了"辛凉解表"和"清泄热邪"的治疗方法，对后世医家治疗温病具有重要的指导意义。

《温热病指南集》的成书时间已无从考证，现存最早的版本是嘉庆十四年（1809年）由江白仙鉴定并刊刻发行的"嘉庆本"（或称"江本"）。该书卷首题"淞滨陈祖恭平伯父著，古嫘沈之炜丹彩氏参"，与《医约》中陈平伯所著《温热论条例》的题名相同。

"嘉庆本"的内容包括《温热病大意》《风温证条例》《湿温证条例》3篇。其中，《风温证条例》包含12条风温证治，《湿温证条例》包含21条湿温证治，与《医约》中陈平伯所著《温热论条例》的内容相同。这部著作刊行后，被后世多位医家收录和转刊。

道光十一年（1831年），吴子音刊刻《三家医案合刻》，附刊了《温热赘言》。虽然该书署名为"江左寄瓢子述"，但经后人考证，其内容除在后面增加了《察舌》《辨脉》2个章节外，前面3个章节的内容和文字与"嘉庆本"几乎一致。因此，可以认为《温热赘言》实际上是陈平伯《温热病指南集》的增辑本。

咸丰二年（1852年），王孟英在撰写《温热经纬》时，也收录了陈平伯《温热病指南集》的内容。然而，对于该书的作者，王孟英认为"究难考实"，因为"言人人殊，无从核实"。因此，他采取了折中的做法，认为《温热病指南集》是陈平伯和薛雪合作的作品，并将其分为两部分：将前面的《温热病大意》和《风温证条例》合为1篇，名为《陈平伯外感温病篇》；将《湿温证条例》改名为《薛生白湿热病篇》。

《温热病指南集》作为温病学的重要著作，对后世医家产生了深远的影响。它不仅阐明了温病的概念和病因病机，建立了温病的辨证论治体系，推动了温病学的发展，还提高了温病的治疗效果，为人类的健康事业做出了巨大贡献。

睹民间之疾苦，创三焦辨证体系

——吴鞠通

清代医学大家吴塘，字鞠通，号配珩，江苏淮阴（今江苏省淮安市）人，生于乾隆二十三年（1758年），卒于道光十六年（1836年）。其一生致力于医学，是温病学派的杰出代表之一，其著作《温病条辨》对后世影响深远。在江苏中医学界，素有"南孟河，北山阳"之称，其中的"北山阳"就是指以吴鞠通为代表的山阳医派。吴鞠通首创"三焦为纲"理论，著有《医医病书》《吴鞠通医案》《温病条辨》等医书。

一、亲人病逝，立志学医

吴鞠通生于医学世家，其父虽非名医，但对医术颇有研究。幼年时期的吴鞠通在父亲的熏陶下，对医学产生了浓厚兴趣。然而，19岁那年，父亲因病去世，给他带来了巨大的打击。他在《温病条辨·自序》（以下简称《自序》）中说："瑭愧恨难名，哀痛欲绝，以为父病不知医，尚复何颜立天地间，遂购方书，伏读于苫块之余，至张长沙'外逐荣势，内忘

身命'之论，因慨然弃举子业，专事方术。"他深感愧疚和悲痛，难以言表，觉得在父亲生病时自己不懂医术，还有何颜面立足于天地间。于是，他开始购买医书，在守丧的空闲之余刻苦研读。当他读到张仲景"外逐荣势，内忘身命（不追求权势和荣华，而忘却个人的生死）"的论述时，深受触动，于是毅然决然地放弃了科举仕途，专心于医学事业，就此弃儒从医。4年后，吴鞠通的侄儿患喉疾，经多位医者诊治无效，不幸夭折。这一事件更加坚定了吴鞠通学医的决心。他发奋读书，精研医术，力求在医学领域有所建树。他用了17年的光阴研读医书、修习医术。怀揣着对生命的敬畏，他对待医学极其严谨。在学成前的这17年间，他却几乎不曾为人治病。《自序》云："瑭以初学，未敢妄赞一词，然于是证，亦未得其要领。"

二、医术精进，一鸣惊人

26岁时，吴鞠通离开了他的故乡，前往京城谋求生计。在穷困潦倒之际，他得知朝廷在编纂《四库全书》，便前往应聘，成了一名抄书员。抄书期间吴鞠通得以阅读大量医籍，尤其是接触到吴又可的《温疫论》和叶天士的《温热论》，他深受启发，开始了长达10余年的潜心钻研。吴又可的《温疫论》对其影响甚深。在继承吴又可理论的基础上，吴鞠通结合自己的临证经验，对温病学说进行了深入的研究和发展。

他认识到温病并非仅限于伤寒的论治范畴，而是包含多种复杂变体，如风温、温热等9种，且需要根据季节与症状细分。其中，温疫是最具传染性的一种。在疾病的辨证方面，吴鞠通创立了独特的"三焦辨证"法，将人体横向划分为上焦（心、肺）、中焦（脾、胃）与下焦（肝、肾、大肠、小肠、膀胱），以此阐释温病的发生发展规律与传变途径，并强调"治上焦如羽""治中焦如衡""治下焦如沤"的施治原则。病在上焦，邪浅而病轻，治疗宜使用轻清宣透的药物；病在中焦，邪气入里，治疗宜使用辛而不浮、重而不沉的药物；病在下焦，病深而重，治疗宜使用质重味厚的药物，以抵达病灶。

就在吴鞠通埋头苦读医书17年，未曾轻易尝试治疗之际，京都暴发了一场大型的急性传染病。许多医生对此束手无策，或是用治疗伤寒的方法治疗，却徒劳无功。吴鞠通，这位"进与病谋，退于心谋"的医家，终于鼓起勇气将他的所学应用于实际治疗中。他在《吴鞠通医案·自序》中写道："癸丑岁，都下瘟疫大行，诸友强起瘖治之，大抵已成坏病，幸存活数十人。其死于世俗之手者，不可胜数。"这17年的默默思考与寻找拯救之法的努力，让他在面对温病患者时，能够综合众多药方，根据病情的变化而调整用药。

《吴鞠通医案》中记载了许多这样的案例。例如，一位怀有身孕的患者不幸染上温病，之前的医生误将其当作伤寒，用温热药散寒治疗，却不见效果。后来，又有医生改用清热药清透治疗，依然无效。吴鞠通接诊后，仔细观察患者的症状，见舌苔正黄且半边已烂、眼睛肿大凸出、烦躁虚弱等，再结合脉诊，最终确诊为热证。他诊断这是"气血两燔之证"，并发现之前医生使用的清热药方中主要是清肝胆之热的龙胆、芦荟等，而患者的热邪已弥漫三焦，仅泻肝胆之火自然不能治愈。于是，他改用张景岳的玉女煎来治疗，并根据具体病情进行适当的调整。经过治疗，患者的病情大为好转，最终足月产下一名健康的男婴。

从这个案例中我们可以看出，吴鞠通在初出茅庐时还未形成自己独创的方药体系，但他能够灵活运用古人的成方，根据病情具体分析，有删有加，加以变通。17年来对医学知识的积累，使他在治疗时能够有法可依，有方可变。《吴鞠通医案》中的医家评价他道："今于其证中有证者，先生则法中之有法……真乃运用之妙，存乎一心。"

吴鞠通的医术在实践中得到了充分验证。道光元年，他在应对北京周边地区的温病时，创制了霹雳散用于预防与治疗，有效控制了疫情。他运用干姜治愈阳厥昏倒的村妇，展示了其灵活应用药物的胆识和精确辨证的能力。而在救治水肿患者时，吴鞠通凭借精准调整剂量，使麻黄的功效发挥到了极致，彰显了他独特的医药智慧。

此外，吴鞠通在治法上也有所创新。他注重清络、清营、养阴三法，并倡导用辛凉法治疗温病初起，用咸寒苦甘法清热养阴。

三、医学巨作，《温病条辨》

吴鞠通最为人称道的成就，莫过于其著作《温病条辨》。该书是他在总结自己多年临证经验的基础上，结合古代医经及温病诸家学说，尤其是叶天士的学术思想，精心撰写而成。书中对温病的病因、病机、治法、方剂等方面进行了全面而深入地阐述，成为后世学习温病学的必读之作。

《温病条辨》在中医理论发挥上具有重大意义。它完善了中医对外感病和热性病的治法，使中医的基本治法得到了进一步的完善。学术界在确立中医四大经典时，有将《温病条辨》与《黄帝内经》《伤寒论》和《神农本草经》当作中医四大经典的观点，足见其地位之重要。

四、古为今用，医德传承

吴鞠通的医案、著作与学术思想持续启迪着后世医家，成为现代中医在应对重大传染性疾病时的重要理论依据。他的著作中收录了大量实用方剂，如银翘散、桑菊饮、藿香正气散、清营汤等，这些方剂沿用至今，成为治疗温热病的基础处方。《温病条辨》中的三焦辨证理论与相关方剂被广泛应用。

吴鞠通在医学理论上独树一帜，在医德医风上也堪为楷模。他对待患者如同亲人，始终怀抱一颗仁爱之心，坚持"医以明理为要"，注重医者自身的道德修养和学问积累。晚

年，吴鞠通仍未停止对医学的追求，他不断总结经验，修正旧
说，如在《温病条辨》后续版本中增补《补秋燥胜气论》，并
修改和完善了早期医家对燥邪的认识，体现出他严谨治学、实
事求是的精神风貌。

五、杏林流芳，遗泽后世

《温病条辨》一书自嘉庆十八年（1813 年）出版以来，备
受医家推崇，且流传至今，影响了无数医家。该书不仅在国
内拥有众多版本，而且被译介到海外。吴鞠通将自己的医术
和学术思想传授给弟子，使得温病学派的学说得以传承和发
展。他的弟子们继承了他的学术思想，并在实践中不断发展
和创新，为中医温病学的发展做出了重要贡献。他的医学思
想和实践经验在淮安府山阳县催生了"山阳医派"，其弟子
与后学纷纷遵照《温病条辨》的原则行医治病，不断发扬光
大其学术体系。

吴鞠通的医术和学术思想对后世影响深远。他的三焦辨
证学说和治法创新为后世医家提供了宝贵的经验和启示。他不
仅在《温病条辨》中建立了系统的温病辨证论治体系，还著有
《医医病书》和《吴鞠通医案》等重要作品。《医医病书》反映
了吴鞠通对医学伦理和医患关系的深度思考，体现了他严谨的
医学态度和高尚的医德医风。而《吴鞠通医案》则是他长期临
床实践的经验总结，书中记录了大量的实际诊疗案例，为后世

医家提供了宝贵的学习和参考素材。这两部著作是吴鞠通医学思想体系的重要组成部分，进一步丰富了他的学术成果。吴鞠通的医学贡献在这些著作中得以全面展示，对后世中医的发展和人才培养起到了积极的推动作用。

"清朝十四名医"之一

——蒋宝素

蒋宝素，生于 1794 年，卒于 1873 年，江苏镇江丹徒人，出身于岐黄世家，被方志家尊为"著名医学学者、经史学者"。这一评价，正是方志家对其一生著述丰硕、医文兼修且成果卓著的总结与肯定。另外，又因他在苏北兴化、江都一带行医，"声望卓著，民间素有'扬州八怪'之称，位列'淮扬九仙'即此之谓，后世又称其为'清朝十四名医'之一"。

一、传承与师承

光绪五年《丹徒县志》载："（蒋宝素）七岁丧母，恃祖母杨氏爱，恣意嬉游。"其父蒋椿田为其取了"宝素"这样一个名字，其中"素"即《黄帝内经·素问》之素。

光绪二十一年《盐城县志·卷十二·人物志》所附《流寓》中载有蒋宝素的相关内容，翻译大致如下：他家里没什么存粮，但从不拿不该拿的钱。虽然很会写文章，但从不写墓志铭之类的应酬文章。他精通医术，离开沙溪时，给人看病从不收钱，所以家里常常穷得揭不开锅，他却很安然自在。当时，在盐邑住着一些有身份的官员，如做过尚书的江夏人贺寿慈、当过学政的盐山人孙葆元、当过布政使的高要人梁佐中、做过编修的江都人顾奎等，他们虽然官位显赫，但百姓并不感激他们（他们没什么德行让百姓感恩）。蒋宝素热爱学习、善于思考、勇于探索，加上又得到了其父亲和老师的医术真传，医术一天比一天精湛，而且他医德高尚，所以他的名声迅速传开，四面八方而来的求诊者挤满门庭。

蒋宝素的父亲是当地的一位名医，他的母亲在他年幼时就亡故了。由于母亲走得早，儿时的蒋宝素特别受奶奶的宠溺，从小就顽劣不堪，不喜欢读书学习。蒋宝素17岁时，父亲 "忽患风疾濒死，炊烟几断"，家中的经济支柱坍塌，生活瞬间陷入困顿。这让他感受到了肩上的重担，于是 "恣意嬉游" 的童年时期立刻结束，面临的是冰冷现实的生存问题。据史料记载，其全家几次陷入断炊的尴尬局面。此时，蒋宝素幡然醒悟，觉得读书学习、掌握本领实在是太重要了。于是，他一面安心服侍父亲，一面用心钻研中医学经典，等到父亲的病好起来以后，他也学有所成。后来，在父亲以及当世名医王久峰的帮助和教导下，蒋宝素逐渐成为一代大医。

蒋宝素的医学思想在很多方面受到王九峰的影响，如他在撰写医书《医略十三篇》和《问斋医案》时多处引用《王九峰医案》的内容，既体现了其对王氏学术思想的继承和发扬，又显示出师徒二人的深厚情谊。

二、学术之精华

蒋宝素研修经、史、子、集，深得其要旨。他潜心钻研中医学理论，师古不泥，兼收并蓄，提出了许多创见，填补了中医理论的部分空白，不仅给我们带来很大启发，也非常值得研究和学习。

《问斋医案》乃积其 40 余年临证实录而成，道光三十年（1850 年）由镇江蒋氏快志堂初刻。此后在同治、光绪年间及民国初期，复由镇江快志堂、上海石竹山房、上海铸记书局先后刻印或石印再版。

《问斋医案》全书共 5 卷，"分心、脾、肺、肾、肝五部，合火、土、金、水、木五行，共四十三门"，共载医案 802则，治疗范围广泛。"令百病皆有所系，如日以系月，月以系年，先正其名，而后论治，类聚诸家之说，参以经史子集之言，每证先正名后论治"，医案语言凝练精审，论点详明，理法圆通，方药验且每多创见，议论明快，说理透彻，遣药允当，颇多独到见解，有较高的学术价值，值得临床中医工作者学习师法。

《医略十三篇》这本书是一部汇集前人、父师及作者本人学术精华的病因病理学著作，现存最早的为道光二十八年（1848 年）镇江蒋氏快志堂刻本。该书是《医略》先刻的前 13

篇，讨论了真中风、类中风、伤寒、暑证、湿证、燥证、火证、伏邪、疟疾、痢疾、霍乱、沙虱、瘴气共 13 类病证，并考辨了人迎和关格。书中内容多引用其父《椿田医话》及其师《王九峰医案》的论述，并结合其个人对经义的理解和临床经验，对于每一病，均从病因病机到治则治法，进行了详细讨论和梳理，选用内容上自《黄帝内经》《难经》《伤寒论》等医书，以及《周礼》《易经》《说文》《汉书》《左传》《吕氏春秋》等史料文献，下至各家学说不同观点的讨论，是一部不可多得的中医病因病机学之作。

三、发展"伏邪"理论

1842 年，正值蒋宝素 48 岁时，英国侵略军发动了"扬子江战役"。在攻破吴淞炮台后，英国侵略军溯流而上，直逼镇江。据记载，镇江保卫战是第一次鸦片战争中最惨烈的一次战役。在这种战争频繁、颠沛流离、民不聊生的情境之下，就迫切地要求医师提高自身的诊疗技术，来满足民众的需求。蒋宝素博览群书，刻苦学习，全面收集和学习历代医家的临证经验，并结合自身的临证经验，逐渐形成了具有自身特色的学术思想。蒋宝素擅长治疗内科疾病，其对温病和伏邪的深入研究，使其在医学史上留下了名字。这与他所居之处靠近战区，以及江南一带的气候特点有一定关系；同时也证明蒋宝素在继承和发扬家学的基础上，时代的需要和地域的影响也是他在治

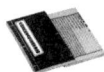

病方面取得成就的前提与根基。

伏邪又称伏气，是温病理论体系乃至中医学理论体系的重要组成部分，在中医学发展史上具有重要的学术价值。

温病理论首见于《黄帝内经》，《素问·阴阳应象大论》说："冬伤于寒，春必温病；春伤于风，夏生飧泄；夏伤于暑，秋必痎疟；秋伤于湿，冬生咳嗽。"晋代王叔和在《伤寒例》中说："冬时严寒……不即病者，寒毒藏于肌肤，至春变为温病，至夏变为暑病。暑病者，热极重于温也。是以辛苦之人，春夏多温热病者，皆由冬时触寒所致，非时行之气也。"以上记载均提出伏寒变为温病，即"伏气温病"的观点。

到了明末和清代，众多医家对伏气温病的认识更加细化。清初医家喻昌在其著作中归纳出瘟病的 3 种成因：其一为"冬伤于寒，春必温病"；其二为"冬不藏精，春必病温"；其三为"冬既伤于寒，冬又不藏精，至春月两邪同发"。著名的温病大家叶天士提出伏气温病有两种，一种是"温邪伏于少阴"，冬伤于寒和冬不藏精的"伏气"，另一种则是"伏暑至深秋而发""初病伏暑，伤于气分"；并创造性地提出了卫气营血辨证体系。

李经纬在《中国医学通史》中指出，近代对伏邪研究较为深入者，首推蒋宝素。蒋宝素在《医略十三篇·伏邪》中云："伏邪者，本篇创立之名，本之《内经》，参之诸家，验之今世。"蒋宝素首次提出"伏邪"之名，认为伏邪之说起源于

《黄帝内经》，并将"冬伤于寒，春必温病"（《素问·生气通天论》）、"夫精者，身之本也，故藏于精者，春不病温"（《素问·金匮真言论》）、"百病之始期也，必生于风雨寒暑，循毫毛而入腠理，或复还，或留止"（《灵枢·五变》）等经文作为自己的立论依据。其由此总结出伏邪致病的3个条件：一是本身正气亏虚，邪气能够入侵；二是风雨寒暑等邪气循皮肤毫毛进入体内；三是邪气流连于体内而未被排出。三者缺一不可。如此简明扼要的阐述，是其他医家所未有的，如今对于伏邪病因的认识也无出其右者。

蒋宝素认为，伏邪温热诸证均由冬时伏寒所致，伏邪瘟疫亦从六经辨治。对于伏邪的诊断与治疗，蒋宝素主要吸收了吴又可等明清医家的观点，崇尚"邪伏膜原"说。同时，他还总结了其父蒋椿田、业师王九峰及自己治疗伏邪的经验，提出治伏邪大法以攻邪为上策，扶正祛邪为中策，养阴固守为下策；而攻邪首推汗、下二法，认为"伏邪赖腑气宣通""阴为里之表，邪伏膜原，转入阳明，由大肠传送，变化出焉""伤寒汗出淋漓则病不除，伏邪汗出淋漓则病将解"。由于伏邪病情变化迅速，医案均是按病程逐日详细记述的，这也为后世从事临床工作的医生提供了十分宝贵的参考资料。

纵观蒋宝素的医学生涯，从勤学苦读到悬壶济世，处处展现了其个人风采。他留下的两部著作，为我们打开了一扇了解其医学世界的窗口。他尊崇经典却不拘泥，博采众家之长；

重视脾肾在身体健康中的作用，发展了"伏邪"致病理论。另外，蒋宝素临床用药也别具一格，体现了他对疾病本质的深刻理解和整体调治的核心观念。

蒋宝素最终能成为一代名医，绝非偶然。时代的洪流让他放下了文学的梦想，转而投身医学；深厚的家学渊源，为他打下了坚实的中医基础；饱读经史塑造了他淡泊名利的风骨与文人气质；而那份扎实的古文功底和哲学思辨能力，更让他能精准地领悟并灵活运用古代医籍的精髓。正是这些因素的融合，造就了他伟大的医学成就。他的智慧与实践精神，至今仍给我们带来启发。

温病四大家之一

——王孟英

王士雄（1808—1868 年），字孟英，号梦隐（一作梦影），又号潜斋，别号半痴山人、睡乡散人、随息居隐士、海昌野云氏（又作野云氏），祖籍浙江海宁盐官，迁居钱塘（今属浙江省杭州市），中医温病学家，温病四大家之一。其毕生致力于中医临床和理论研究，对温病学说的发展起到了承前启后的作用，尤其对霍乱的辨证和治疗有独到见解。此外，他重视环境卫生，针对疫病预防提出了不少有价值的观点。

一、勤于著述

王孟英自幼受到家庭医学氛围的熏陶，在其父病逝后，立志习医。王孟英的医学理论深厚，著作等身。他以《黄帝内经》《伤寒论》等为经，叶、薛诸家之说为纬，深入研究前人及同时代有关温病的理论及学说，著成《温热经纬》。该书详细论述了温病的病因、病机、辨证、诊断、治疗等方面，对温病学说的发展有着深远的影响。此外，王孟英还著有《霍

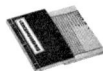

乱论》《随息居饮食谱》《归砚录》《王氏医案》等，凡百万余字。

王孟英医术精湛，临证用药极平淡，而治病多奇中，每每以轻剂起沉疴，活人无数，患者和同道莫不折服。其文笔流畅，文字优美，叙述清晰，逻辑性强，文学功底和人文素养都非常深厚，堪称国学大家。王孟英的医案通常仅通过几十个字，或寥寥数语，便能准确描述病状、病因、方药和疗效；注重细节描写和故事性，能通过生动形象的文字，将病情、症状、治疗经过展现得淋漓尽致。王孟英在他的医案医话著作中，旁征博引，大量引用典故，使其具有较强的文学性。

二、兼取众长，悬壶济世

王孟英对于六气的研究很深入。他认为，从六气本质而言，暑统风火属阳，寒统燥湿属阴。暑即热，二气是为同属，不能从阴阳将二者划分。但暑与火热又有不同之处，"惟暑独胜于夏令，火则四时皆有"，即暑有明显的季节性，而火热则四时皆有。火热可以由风、寒、燥、湿郁遏而生，而暑则不具备这一特性。王氏的这一认识，确立了暑为阳邪，与火热同性的观点。王氏着重强调新感温病与伏气温病的区别，指出叶天士卫气营血辨证的传变方式是就一般外感温病而言的，而伏气温病则不完全遵循此规律。其认为新感温病以先卫分，后气分，再营分、血分的顺序，依次相传；而伏气温病，由于邪气内伏，故由里而表，先见营血之证，然后才可见到气分证。这为临证中分辨新感温病与伏气温病提供了重要依据。

王孟英对其以前的温病学发展进行了系统性的总结。他的总结虽然是以前人之说为主，但从其中评注的内容可以看出其温病学说观点。他在兼收并蓄众家之说的基础上，提出了诸多独到见解，对后世温病学说的研究与发展产生了深远影响。

此外，王孟英医案中蕴含了丰富的食疗经验，这不仅为研究他在食疗领域所做的贡献提供了翔实的资料，也为中医食疗学体系的建立奠定了基础。他认为以食为药，处处皆用，人人可服，物异功优，久饪无弊；但同时也强调以食代药，要详辨食物性味，务求恰合病情。这充分体现了王孟英博大精深的学术造诣和灵活多变的治疗思路。

王孟英颇具特色的临证经验和治疗方法，对当今临床实践而言，仍然具有重要的借鉴意义和指导价值。

三、治学严谨，实事求是

一位已婚女性患病，症见头晕，心悸，逐渐不能起床，不能说话，前医用补益之剂，病情反而更重。王孟英游历当地时（其实谈不上游历，更确切地说，应该是他颠沛流离至此），应邀前来诊病。他通过仔细辨证，排除喑证、失音、精神病等，认为病起于惊恐。一问患者果然如此。其用清心肝胆胃、疏络涤痰开郁之法治疗，患者病情逐渐改善。隔年春天复

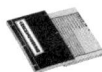

诊，患者仍然不能说话。王孟英为没有彻底治好患者而深感惭愧，实事求是地将此医案记录下来以向高明者请教。又过了2年，王孟英再次游历当地，患者病情依旧没有变化，而且还在服补药，因此王孟英竭力劝阻，并主动给患者赠送了至少半年量的清肺通络化痰丸药。患者服药至第2年春天，遍身发疹，频吐秽痰，邪从外出，终于能说话了。王孟英的诊疗智慧、虚心好学和实事求是的治学精神、一心为了病患的高尚医德，以及深厚的文学素养，在这则医案中都得以体现。

四、胸怀天下，忧国忧民

王孟英一生以治病救人为业，但他对很多问题的见解，远远超出一般医生的认知层次。中国古代的士大夫都是以天下为己任，王孟英同样胸怀天下，正所谓"大医医国，中医医人，下医医病"。王孟英虽然没有像张仲景、陶弘景那样入仕为官，以经世济民为任，但他同样怀揣忧国忧民情怀。他的著作中闪耀着对国家民族命运的深切忧虑，蕴含着对国家公共卫生和社会治理的前瞻性思考。因此，与王孟英同时代的士人好友都称赞他是"清代著名诗人、文学家和思想家袁枚的转世"，而王孟英自己则谦虚地表示愧不敢当，说"以袁公之聪明孝友、政事文章，焉能万望其一""不过性情通脱有相类耳"。

王孟英不仅在医学领域取得了卓越成就，在人文素养方面也展现出了深厚的底蕴。他自幼饱读诗书，诗词歌赋无所不通，琴棋书画皆有所长。他深谙中华传统文化的精髓，并将其融入医学理论与实践之中，使医学之道更具人文关怀和温情。

在王孟英的医学著作中，我们不仅可以看到他对医学理论的深刻见解，更能感受到他对患者的人文关怀。他深知医者仁心，因此在治疗患者时总是充满耐心和关爱。他善于倾听患者的诉求，理解他们的痛苦，为他们量身定制最适宜的治疗方案。在他的医案中，我们时常可以看到他用心治疗患者，以医者仁心温暖患者心灵的故事。

王孟英的胸怀天下、忧国忧民也体现在《归砚录》《霍乱论》等著作中，他宣传鸦片之害，主张禁烟，主张凿井控制传染病，还刊行《霍乱论》推广霍乱的有效治法等。《归砚录》成书于1858年，记载了许多王孟英力挽狂澜成功救治重症的案例。更为可贵的是，书中详细论述了鸦片的危害，引用西方人的资料列出从乾隆至道光年间中国进口的鸦片数量，根据大量的从医经历和观察，力辟时人对鸦片"诧以为神丹"的错误认识，将鸦片称为"妖烟"。他指出鸦片初吸大能鼓舞肾气，令人不倦，久之则耗尽人体精华，导致形枯神槁，失业破家，盗贼遍地，为中华甘此鸩毒而痛彻心扉。

王孟英针对当时杭州、嘉兴、湖州、苏州、常州等地疟疾、痛疡、脚气等传染病流行，民众生活用水直接取自河流的情况，指出这些传染病的根源在水，"当以凿井为急务"。王孟英刊行的其曾祖父王学权所著的《医学随笔》中还记载了凿井的方法。

　　"穷则独善其身，达则兼济天下"，这体现了我国古代读书人的价值观和对人生理想的追求。王孟英一生凄苦，颠沛流离，但他却没有选择独善其身，而是始终以天下为己任，悲天悯人。作为临床医生，他身体力行地救治病患，活人无数；作为医学家，他在饥肠辘辘、青灯黄卷中著书立说，为后世留下宝贵医学资料；作为以天下为己任的士人，他忧国忧民，为国家民族的命运、人民群众的健康福祉而呐喊。

　　人生有大愿力，而后有大建树。王孟英少年失怙，其父亲弥留之际的叮嘱——"人生天地之间，必期有用于世，汝识斯言，吾无憾矣"——想必是他一生苦志力学、救济天下苍生的动力。总之，王孟英不仅是一位杰出的医学家，更是一位具有深厚人文素养的国学大家，他的医学理论和人文素养相得益彰，展现了他独特的医学风格和人文魅力，令人敬佩。

经典伤寒派代表

——陆懋修

陆懋修，字九芝，又名勉旃，号江左下工、林屋山人，清代医家。陆懋修一生著述颇丰，著有《世补斋医书》（包括《文集》《不谢方》《伤寒论阳明病释》等）《仲景方汇录》等。这些著作不仅反映了他在医学上的深厚造诣，也对后世的医学研究和实践产生了重要影响。

一、从儒而医，造诣深厚

陆懋修的家族以儒学著称，家中世代都有通晓医术之人。陆懋修本人最初也从事儒业，中年之后开始致力于医学研究。他广泛阅读了大量书籍，救治了无数病患。史书记载，其"先世以儒显，皆通医。懋修为诸生，世其学"。陆懋修精通《黄帝内经》和运气学说，他的治疗原则和方法主要遵循仲景之法。陆懋修在研究张仲景的学说方面，可以说是分析透彻、论述纯粹，他的医学见解和治疗方法都具有高度的专业性。

陆懋修的学术观点和医学理念在当时是颇具特色的。他主张医学应当立足于古代的经典著作，尤其是《黄帝内经》和《伤寒论》，认为这些古籍中蕴含了医学的基本原理和治疗法则。他认为，即使对于《黄帝内经》的真实性有争议，但它毕竟是秦汉时期的文献，其中的很多记载都可以作为治病之法；而《伤寒论》无论是否完整，只要能够正确应用其中的法则来治疗现今人们的疾病就已经足够了。陆懋修提倡学医应该从《伤寒论》开始，刚开始可能会感到困难，但随着深入理解和实践，就会变得容易。如果从后世的医书开始学习，一开始可能觉得简单，但继续下去就会发现越来越难。这种观点体现了他对秦汉医学的极力推崇，也显示了他对经典伤寒学派的坚定信仰。

二、独树一帜，崇古扬经

对于温病学派的诸多观点，陆懋修持有不同意见。温病学派是明清时期兴起的一个医学流派，侧重于对温病的研究和治疗。陆懋修虽然也重视对温病的治疗，但他更加强调《伤寒论》中的原则和方法，因此成为经典伤寒派的代表人物之一。陆懋修的这种学术立场和医学实践，在当时的医学界产生了一定的影响，也为后来的医学发展提供了重要参考。他的思想和著作对于理解中医的发展历史和理论体系都有着不可忽视的价值。

陆懋修的观点是，《伤寒论》不仅是治疗伤寒疾病的书籍，还涵盖了外感热病的治疗。他认为，《伤寒论》中的方剂只要去掉其中的桂枝和麻黄 2 味药物，就可以将其应用于温病和热病的治疗中。陆懋修认为，当时的医生并没有理解这一点，所以他们在治疗风寒疾病时能够得心应手，但在治疗温病和热病时却失去了方向。他主张，应该重新审视《伤寒论》，并将其应用于更广泛的疾病治疗中。

他认为温病应当被视为伤寒的一部分，治疗温病的方法不应当超出《伤寒论》的范围。他还指出，瘟疫与温病不同，有的瘟疫表现为温热症状，有的则表现为寒凉症状，当时的许多医生常常将二者混淆。他主张在治疗温病时，应以清泄阳明热邪为主，反对滥用养阴药物和开窍清心之法。

陆懋修认为，温病的病源在于阳明，因此治疗温病应该以《伤寒论》中的阳明方为主。他指出，治疗温病名家的经验方虽然各有特色，但其理论都是在《伤寒论》的理论基础上发展起来的。如杨栗山的治瘟疫 15 方，其中虽然加入了一些新的药物，但核心仍然是《伤寒论》中的阳明方。

陆懋修认为温病的治疗不应过分依赖养阴药物，而应重视清热、泻热的作用。他不赞成一些医家过于注重养阴和使用滋腻药物的做法，认为这种做法会损伤阴液，导致病情加重。

三、《伤寒》为本，"六气"为上

在临床实践中，陆懋修以《伤寒论》为基础，灵活运用

各种经方，取得了显著的疗效。他认为，《伤寒论》中的方剂具有广泛的适用性，只要根据病情进行适当调整，就可以达到治疗目的。陆懋修在治疗温病初起时，常用葛根芩连汤以辛凉解表，他认为此方是阳明主方，不专为下利而设。此外，他还使用了白虎汤、大承气汤、黄芩汤、大黄黄连泻心汤、茵陈蒿汤、栀子豉汤、白头翁汤、四逆散等仲景方剂。虽然他在著作中也列有凉膈散、葱豉汤、柴葛解肌汤、荆防败毒散、黄连解毒汤、三黄石膏汤等后世时方，但核心思想仍然明显倾向于《伤寒论》。他还强调实效性的重要性，认为医学的根本目的在于治病救人，而不是追求虚名。

总之，陆懋修的医学思想体现了他对《伤寒论》的深刻理解和坚定信仰，同时也展现了他注重实效、灵活运用经方的临床风格。

陆懋修在《六气大司天》中体现了他对运气学说的深入研究和灵活应用。他认为，要明确前人治法的正确性，必须先理解六气（风、寒、暑、湿、燥、火）司天（主宰天气）对人体健康的影响。他指出，不同医家在不同的气候条件下会有不同的治疗侧重点。他强调，一个时期内不可能出现所有六气的现象，同样，一个人在某一时期的疾病也不可能同时体现所有六气的特点。他的这些观点为研究和运用运气学说提供了重要的理论支撑。

四、创新思维，提升疗效

陆懋修提倡的"截断扭转"治疗原则，反映了他在临床治疗上的果断和创新性。这一原则强调在疾病的早期阶段就应采取有效措施，阻止疾病进一步发展和转变，而不是被动地跟随疾病的变化，按图索骥，即不考虑个体差异和实际病情，仅依照既定的模式或标准来治疗。陆懋修对当时一些医家的不良医风进行了批评。他指出，有些医生在面对患者的疾病时，往往一开始就贴上"虚证"的标签，限制了患者的选择，使患者难以获得真正有效的治疗。他认为，这种做法忽视了疾病的本质和发展规律，延误治疗，导致病情恶化。陆懋修的这些观点强调医生在治疗疾病时应有的积极性和主动性，以及根据病情变化灵活调整治疗方案的重要性。他的思想对于提高临床治疗效果具有重要指导意义。

陆懋修一生以行医为业，并以钻研医学理论为平生志业。他的儿子陆润庠是我国近代史上有名的人物。陆润庠在同治年间中过状元，官至尚书、大学士，同时继承了陆懋修的医术。陆懋修晚年在京师依靠儿子赡养，生活有来源，得以安心著书立说，直到去世。陆懋修留下的文字很多，他的医学思想和实践经验对后世中医学的发展产生了重要影响，他的一些观点和方法至今仍被现代中医学所借鉴。他的生平和事迹也成了研究清代医学史的重要资料。

第四篇

中医抗疫"发展期"

（晚清、民国）

在晚清与民国时期，中医抗疫事业迎来了一个崭新的发展阶段。这一时期，社会动荡不安，疫病频发，中医药迎难而上，在抗疫斗争中发挥了不可替代的作用。

晚清时期，随着西方医学的传入，中医面临前所未有的挑战。中医主动破局，积极吸收西方医学的精华，结合自身理论和实践，不断推陈出新。同时，中医的辨证论治体系也变得更加系统和完善，因人、因病制宜，制订个性化的治疗方案，取得了显著疗效。

民国时期，涌现了一批现代中医学校和科研机构，培养了大量的中医药专业人才。针对疫病的防治，他们不仅运用传统的中药疗法，还结合现代医学技术，提出了许多新的治疗方法和方案。

这一时期战乱频繁，更面临着药材短缺、医疗条件恶劣等问题，即便在这样的条件下，中医依然坚守阵地，尽己所能，解救苍生。

构建外感病诊疗体系

——雷丰

雷丰，字松存，号少逸，晚年自号侣菊布衣，清代著名医家，生于清道光十三年（1833 年），一说道光十七年（1837年），卒于光绪十四年（1888 年），浙江三衢（今浙江省衢州市）人，祖籍福建浦城，代表作为《时病论》。在《时病论·自序》和《时病论·小序》中，其分别自题为"三衢雷丰少逸氏"及"少逸山人"。"养鹤山房"为斋名，这也是其父雷逸仙的斋名。雷丰喜好风雅，精于丝竹，亦擅书画，有医术、丝竹、书画三绝之誉。

一、医道传承与建树

雷丰的父亲雷逸仙，原籍福建浦城，初治儒学，后因家境窘迫，弃儒习医，有幸学医于程芝田，得其真传。道光年间，雷逸仙举家赴衢州。

雷丰承袭父业，并遵其父遗训。雷逸仙曾对他说："一岁中杂病少而时病多，若不于治时病之法研究于平日，则临证未免茫然无据。"(《时病论·自序》）在父亲的敦促下，雷丰在临床上认真观察时病，并且"历览诸家之书，引伸触类，渐有心得"，终于著成《时病论》，并在实践中积累了丰富的诊治时病经验。

雷丰精心研究《黄帝内经》，以《素问·阴阳应象大论》"冬伤于寒，春必温病；春伤于风，冬生飧泄；夏伤于暑，秋必痎疟；秋伤于湿，冬生咳嗽"经旨作为自己诊治时病的纲领，在临证中强调因时制宜、因人制宜。经过长期的实践摸索，雷丰对外感病的四时节律和二十四节气规律有了较为深刻的认识，并对六淫伏邪进行了较为全面的探究，较好地继承和发展了《黄帝内经》的运气学说和伏气学说。

雷丰崇尚仲景之学，认为《伤寒论》能"统治六气"。他细致研读此书，治疗外感病时多遵从《伤寒论》六经辨证，善于化裁使用张仲景的方剂，如桂枝汤、白虎汤、调胃承气汤、大柴胡汤等。

此外，雷丰在临证时还时常参考朱丹溪、刘完素、张从正、李东垣、罗天益、王好古、张介宾、舒驰远、叶天士、吴鞠通等人著作，根据自己的理论、思考和临床体会，择其善者而从之。通过不断地刻苦研读和临床实践，其医术日益提升，在衢州享有极高的名望。

雷丰观察到，在不同季节中人体感受较多的外邪性质不同，随着节气变换还会表现出不同的临床特征，故认为治疗时也需要考虑时令气候用药。他将时病分为新感、伏气两大类，对每种疾病都从病因病机、辨证、方药等方面进行了全面研究，对一季之中的相似疾病按轻重浅深进行区分。雷丰发现，通过调节服药时间和间隔时间等，来顺应人体生理、病理的时间节律，会有更好的治疗效果。他还认识到伤寒、温病、瘟疫、湿病等病的区别，指出治疗温病要注意顾护津液、清热祛邪，从"知时论证"的角度，构建了完整的外感病诊疗体系，较好地继承了历代医家对伤寒和温病的研究成果。

雷丰通过临床观察，发现不同体质的人容易感受的外邪性质不同，邪气侵犯和伏藏的部位不同，病情的发展和转归也不同，因此其认为治疗时应当因人制宜。雷丰注重在疾病过程中人体正邪关系的变化，尤其关注体质虚弱之人，在治疗时强调顾护正气，辨明患者体质加减用药。同时，雷丰强调对于妇人、老人等特殊人群，在治疗时需要加强照顾。对于妇人经期时病需要考虑寒热、气血状况，量其虚实，理气活血调经；胎前须步步护胎；产后当分虚实而治。治疗老年时病，必须扶正祛邪、攻补兼施，扶正可从先天之本和后天之本着手，祛邪则要考虑时令气候、病位深浅、病邪轻重和患者体质等因素。

雷丰发现，俗医常以伪混真，多误治害人，于是专门作《辟时俗龌龊斑证论》，对当时医生的错误做法进行辟谣。他记录了60余例误治案例，并认真总结了治疗过程中的经验教训，为后世医者吸取误治教训、提高挽救误治的水平有一定指

导作用。

雷丰的弟子众多，包括其祖师程芝田的后人程曦，以及江诚等人，其子雷大震（字福亭）也继承了他的学术思想。此外，民国时期龚香圃（号六一子）、叶伯敬、祝蔚文、江钟灵等名医亦受其学术思想影响，其中龚香圃是雷丰的外孙，著名的中医儿科专家。

二、医学著作

雷丰所著的《时病论》，共 8 卷，8 万余字，撰于清光绪八年（1882 年）。该书较为全面地论述了中医外感病的证治理论，对外感病的理、法、方、药进行了系统总结，具有重要的理论意义和临床参考价值。《时病论》一书，以《素问·阴阳应象大论》"冬伤于寒，春必温病；春伤于风，夏生飧泄；夏伤于暑，秋必痎疟；秋伤于湿，冬生咳嗽" 8 句经旨为纲，以四时六气之病为目，分述时病的病因、病机、辨证治法、常用方剂等内容，并附录雷丰本人的治疗案例。每卷均先论各种疾病的病因病机，共 72 种（另附 4 种）；次论拟用诸法，共 60 法；再次"备用成方"，共 104 首；最后附"临证治案"，总87 则。

该书体例统一，结构严谨，思路清晰，具有较高的可读性和实用性。卷一首论"冬伤于寒，春必温病"，论述春温、风温、温病、温毒和晚发 5 种，阐发伏气致温的见解；卷二论

"春伤于风"，分述伤风、冒风、中风、风寒、风热、风湿、寒疫 7 种时病，认为"此七者皆春令所伤之新邪"，不同于伏气为病；卷三至卷八分别论述夏季伏气之病 12 种、新感之病 18 种，秋季伏气之病 16 种、新感之病 8 种，冬季伏气之病 2 种、新感之病 4 种，部分章节新感与伏气病证交叉论述。每两卷论述一季时病，又分伏气与新感两类，以论四时温病为主，兼及痰疟、痢、泄泻诸证，亦列述部分杂病，如类中风等。每病精选名家之言，并参以己意，对病因、病机、证候等详加论述。拟用诸法其实为以法代方，是在前人方剂的基础上，结合个人经验化裁而成，方剂配伍严谨，用药精当。临证治案，轻重并收，使医者知防微渐。

该书最后载有附论 13 篇，其中，关于医德的医论有《医家嫉妒害人论》和《医毋自欺论》；关于治法的医论有《成方须损益论》《治轻证宜细心重病宜大胆论》《古今医书宜参考论》等；还对当时医界的一些错误认识进行了纠正，如《温瘟不同论》《辟俗医混称伤寒论》《辟时俗龌龊斑证论》等。

《时病论》现存主要版本，有清光绪九年（1883 年）汀莲书屋刻本、清光绪十年（1884 年）雷慎修堂刻本、清光绪三十年（1904 年）石印本、清宣统元年（1909 年）石印本、1923 年上海广益书局石印本等。陈秉钧（字莲舫）为本书逐条加注为《加批时病论》，又有何廉臣等增订《时病论》。

据《全国中医图书联合目录》记载，雷丰现存著作有

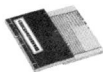

《灸法秘传》《时病论》《加批时病论》《增订时病论》《时病分证表》《雷氏慎修堂医书三种》。有学者认为，雷丰尚有《医法心传》1卷、《雷氏医案》2卷、《医家四要》4卷、《脉诀入门》1卷、《病机约论》1卷、《方药玄机》1卷、《药引常需》1卷等多种医学著作行世。但有学者考察发现，其中《灸法秘传》为雷丰亲戚金榕抄传，雷丰编，刘国光序；《医法心传》为雷丰祖师新安医家程芝田所著，雷丰刊行；《雷氏医案》为其父雷逸仙遗稿；《医家四要》署名为雷丰之子雷大震与门人程曦、江诚，乃是雷丰的弟子门人系统整理雷丰读书与授课资料所得，有一定的学术价值，蕴含着雷丰对中医因机证治的认识，也包含着学生们的发挥与诠释，可以作为研究雷丰学术思想的辅助资料；余下几种则系《医家四要》卷目名称。这些著作中有一部分为雷丰编校刊行，非其本人所作。

三、医术与才情兼修

民国《衢县志》记载，雷丰"其父逸仙，自闽浦来衢，即悬壶于市。丰幼承父训，天资聪颖，诗书画皆擅长，时有三绝之誉。以医道盛行于时，研究医理益精，有《时病论》及《医家四要》之作，盖所以教其及门江、程二生也"。

雷丰继承父业，在龙游行医 10 余年，后遇太平天国军队的进攻，父子二人再回到衢州府城避难。通过《时病论》中的医案，我们可以部分了解其四处行医的大致情形。其行医范围基本是在江、浙、闽、赣、徽五省，最北到江宁府城（金陵），除此之外，便没有太多行医事迹流传下来。清咸丰十一年（1861 年），太平天国战乱，衢州士绅程大廉的父亲创办同善局，周济难民，雷丰曾积极参与。

雷丰擅长诗词书画，据说"尤工写竹"，娴丝竹，"书画擅绝一时，惟诗终秘不示人，即或叩之，则笑而逊谢，盖有父风也。殁后，搜得题画诗数十绝"。今有 10 首题画诗存世，被收入《西安怀旧录》。

雷丰文人气十足，其雅号闲章展示于《时病论》每一卷的卷端。这些印文为阳文或者阴文篆字，显示了雷丰闲逸风雅、山林中人、好学、谦虚而对自己的医术有些满意的人生姿态，这跟雷丰《少逸自题》一诗的人生观吻合。

雷丰不仅构建了影响深远的外感病诊疗体系，更以其严谨求实的临床实践精神、高尚纯粹的医德情操、融风雅于济世的儒医风范，以及人格魅力与学术贡献，为后世医者树立了光辉的典范。他的著作《时病论》是中医宝库中的璀璨明珠，其"知时论证，以人为本"的学术精髓与"医者仁心，毋欺毋妄"的德行教诲，将继续泽被杏林、启迪来者。

中西医汇通派代表人物之一

——张锡纯

张锡纯（1860—1933 年），字寿甫，河北省盐山县人，近代医学家，中西医汇通派代表人物之一。

张锡纯出生于书香世家，自幼便沉浸在经书的海洋中，勤奋攻读，磨砺举子业。然而，1893 年第二次秋试失利，仿佛命运之手轻轻一挥，终究让他遵从父命，转而投身医学的怀抱。自《黄帝内经》至《伤寒论》，以及历代医学大家的著作，他无一不细心研读，深入钻研。

与此同时，张锡纯并未局限于传统医学的藩篱，他开始勇敢地探索西医及其他西学的奥秘。这种跨越东西方医学的求知之旅，不仅拓宽了他的视野，更为他日后取得医学成就奠定了坚实的基础。

一、潜心学医

1904 年，随着科举制度的废除和新式学校的兴起，张锡纯成为盐山县的一位教员，教授代数和几何学。然而，他并未忘记自己的医学初心，在时代的洪流中，他逐渐萌发出衷中参西的思想。他潜心于医学，将中医学和西医学的精华相互融合，形成自己独特的医学理念。

经过前面 10 余年的读书和应诊，张锡纯的学术思想逐渐成熟。1909 年，他完成了《医学衷中参西录》前三期初稿，此时他已年近 50，医术在国内崭露头角。

1911 年，张锡纯应德州驻军统领之邀，担任军医正，从此开启了他专业行医生涯。他先后担任过立达医院院长、直鲁联军军医处处长等职务，用高明的医术和仁爱之心，救治了无数患者。

1918 年，奉天（沈阳）设立了近代中国第一家中医院——立达医院，张锡纯受邀担任院长。他带领团队，致力于推广中医文化，让更多的人受益于中医智慧。

1928 年，张锡纯定居天津，创办国医函授学校。他将自己的医学知识和经验传授给更多人，培养了一批又一批的医学人才。

凭借高明的医术和特殊的地位，张锡纯的医名显赫一时。他的一生，不仅是医学的探索之旅，更是中西文化融合的典范。他用自己的智慧和努力，为中医文化的传承和发展做出了杰出的贡献。

张锡纯深知中医与西医各有所长，犹如两条交织的河流，共同滋养着医学的沃土。他以博大的胸怀，倡导中医与西医交融，希望借此孕育出一种崭新的医学体系，使中医如同凤凰涅槃，焕发新生。

在临床实践中，张锡纯敏锐地洞察到"石膏"这味药材蕴藏着强大的解热之力，仿佛一股清泉，能够涤荡病患体内之热。因此，他常常运用"石膏"这柄利剑，斩断疾病的锁链，为患者带来希望的曙光。

二、声名大噪

张锡纯被誉为"中西医结合的先行者"，在临床实践中，他如同一位勇敢的探险家，不断探寻新的治疗方法，致力于破解疾病的奥秘。

清末时期，西风东渐，中医的光芒被一些质疑所遮蔽。当时，有一位身患重病的男子，因对中医持深深的怀疑态度，转而投奔一家日本医院。然而，经过10多天的治疗，他的病情并未得到缓解，反而愈发严重。他的头面肿大如斗，下身溃烂不堪，高热不退，胡言乱语，生命已然陷入了绝境。医院束手无策，只能让家属准备后事。

就在此时，有人提议请名医张锡纯来诊治。家属虽心急如焚，却难以寻得张锡纯的踪迹。然而，张锡纯得知此事后，毫不犹豫地伸出援手。他询问了患者的病情，便取来半斤石膏粉，精心煎煮出一大瓶石膏水。他将这瓶石膏水给患者服下，仿佛为其注入了一股生命的活力。

两三天后，患者的高热竟然奇迹般地退了下去，逐渐恢复了意识，对中医的神奇疗效惊叹不已。他立刻转院至张锡纯所在的立达医院，经过张锡纯的精心治疗，终于摆脱了死神的纠缠，重获新生。

正因张锡纯善用石膏救人于危难之中，他赢得了"石膏医生"的赞誉。这赞誉不仅是对他医术的肯定，更是对他医者仁心、无私奉献精神的赞扬。张锡纯用他的智慧和勇气，为中医的发展注入了新的活力，也为世人留下了一段传奇佳话。

张锡纯所在的立达医院声名远播，吸引了众多疑难杂症患者前来。一时间，医院内聚集了众多在他处束手无策的患者，他们满怀希望地来到这里，期待在张锡纯的手中重获新生。

当时，奉天高等师范学校书记张纪三正值壮年，却不幸罹患温病，饱受病痛折磨。此病来势汹汹，如同瘟疫瘴气般肆虐，让人谈之色变。医生们竭尽全力，反而使得病情加剧，导致张纪三肚脐以下部位肿胀、溃烂，睾丸暴露无遗，下腹部皮肤破溃，出现 5 个孔洞，小便时从 5 孔同出，景象惨不忍睹。

面对如此重症，中西医皆束手无策，纷纷摇头叹息。张纪三心灰意冷，一度陷入绝望之中。然而，就在他即将放弃之际，有人向他推荐了立达医院的院长张锡纯。听闻张锡纯医术高超，能够治愈各种疑难杂症，张纪三心中重新燃起了希望之火。

于是，这位无医可治的患者被抬到了立达医院。面对如此重症，张锡纯毫不畏惧，他深知自己肩负重任，必须全力以赴。他迅速为患者诊断病情，看到患者惴惴不安的样子，便安慰道："莫怕，吾必尽力而为。"

随后，张锡纯挥毫泼墨，开出了1剂药方：生黄芪、天花粉、乳香、没药、金银花、甘草。他特别强调了生黄芪的用量，认为此药具有生肌排脓的神奇功效。在《神农本草经》中，生黄芪被誉为"主久败疮"的良药。张锡纯深知患者气虚难以自愈，故以此药为主，辅以其他药材，共同发力，以期达到最佳的治疗效果。

众人按照药方抓药煎煮，患者按时服药。令人惊奇的是，在服用了二十几剂药后，患处竟然逐渐结痂愈合，且全程未用外敷生肌之药。张锡纯的高超医术令众人叹为观止，他们纷纷感叹这位神医对药性的熟悉程度和对病情的精准把握。

这就是张锡纯，一位医术高超、心怀慈悲的神医。他用自己的智慧和医术，为无数患者带来了希望和新生。他的故事传颂至今，成为医学界的一段传奇。

三、传播医学

张锡纯不仅是一位医学实践者，更是一位科学医学理念的传播者。他的一生，彰显了对中医教育事业的不懈追求与无私奉献。他倡导中医与西医的和谐共生，并将二者巧妙地结合，形成独特的治疗方法。他深信，医学的本质在于科学与实用，唯有如此，才能真正造福于人类。他的思想与实践，如同一块璀璨的宝石，为后世的医学发展提供了宝贵的启示与借鉴。

张锡纯的著作《医学衷中参西录》第五期，经过后人的精心整理与编撰，汇集成《医论医话：张锡纯医学全书》。这部著作如同一座医学宝库，详细阐述了中医的深奥理论，为后世医者提供了宝贵的参考。此外，《张锡纯对药》一书更收纳了他使用的 190 对对药的药理知识，功能、适用范围、制法、不良反应等一应俱全。这部书籍如同一本实用的指南，为中医、中西医结合的从业者提供了宝贵的学习资源。

在张锡纯所处的时代，学校教育已逐渐占据医学教育的主流地位。然而，中医教育却始终未能跻身正规教育体系之列，特别是中医高等教育的缺席，成为一道难以逾越的鸿沟。然而，中医界的同仁们并未因此而气馁，他们怀揣着传承中医的坚定信念，不懈地探索与努力。他们积极筹办中医学校，精心编写各科教材及讲义，用实际行动为中医的传承与发展播撒希望的种子。

1926 年，天津之滨，73 岁高龄的医学泰斗张锡纯，在悬壶济世之余，毅然创立国医函授学校，开创中医函授教育的新篇章。他深知历代中医传承 "人自为师" "家自为政" 的旧式教育模式之弊端，于是将西医的教育理念与模式融入中医函授

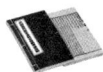

教育中，以期打破陈规，开创新局面。

张锡纯曾言："吾老矣，今将未了之事，托诸函授，四年之后，吾门中必有人才辈出，以行吾志，则可息影田园，乐吾天年也。"他创办中医函授学校的初衷，便是发展壮大中医人才队伍，确保中医后继有人。为此，他白天忙于诊病疗疾，夜晚则伏案撰写教材、回复学生信件，同时还亲自担任教务工作，制订学校的各项章程与课程科目。

为了培养出高水平的中西医汇通人才，张锡纯在函授教材中大胆引入西医学知识。其中，《药物学讲义》便是他融合中西医学智慧的结晶。这本教材以《医学衷中参西录》第四期的内容为基础，前四卷详细记载了 70 味常用中药的药理知识，第五卷则创新性地介绍了 45 种西药的使用经验。张锡纯结合自己的临床体会，在书中深入浅出地讲解中西药药理知识及使用技巧，阐述了许多新颖而独到的观点。

国医函授学校的学生遍布四海，虽然大部分学生未曾亲眼见过张锡纯，但通过书信往来，他的名声早已传遍大江南北。他总是亲自回复每一封来信和每一个问题，尽心尽力地为学生们答疑解惑。然而，由于年事已高且日夜操劳，张锡纯终因积劳成疾而在学校开设的同年不幸离世。

尽管张锡纯在学校开办不久后便离世，但他对中医教育的贡献却是永载史册的。他在天津培养的学生达 500 余人，遍布全国各省市，为中医事业的传承与发展注入了新活力。张锡纯的学术思想不仅传遍大江南北，更远播至东南亚地区，他被誉为"轩岐之功臣，医林之楷模"。他所编写的讲义，更为后世中医教材的编写提供了宝贵的范本。

张锡纯的一生，充满了传奇色彩。作为中国近现代中医泰斗，他为医学的发展做出了卓越的贡献。他的中西医结合思想与实践，如同一道璀璨的星光，永远照耀在医学殿堂之上，给后世医者无尽的启示与借鉴。他的精神与贡献，将被永远铭记在医学史册之中，激励后世的中医人，为中医事业的繁荣与发展砥砺前行。

绍派伤寒与伏气温病集大成者

——何廉臣

何炳元（1861—1929年），字廉臣，号印岩，晚号越中老朽，浙江省绍兴市人。

绍兴，古有越州之称，乃春秋时期越国之都城，历经沧桑2000余载，城址依旧，未曾更易。其之所以如此历久弥新，一个重要缘由，便是深厚且发达的越医文化之庇护与滋养。

一、初出茅庐，崭露头角

《史记·货殖列传》云："江南卑湿，丈夫早夭。"江南之地，水网密布，日照之下，水汽蒸腾，潮湿而温热，因此疫病频发。古时的绍兴，曾被视为南蛮之域，远非今日人人趋之若鹜的宜居胜地。

然而，病魔所至之处，必有医药之反抗。越医正是在与恶劣的自然环境抗争中，屡败屡战，愈挫愈勇，终成一脉独特之医学体系。他们与病魔抗争，不仅为绍兴百姓带来了健康与福祉，更为这片古老的土地注入了生生不息的活力与希望。

何廉臣便出生于此。他生于医学世家，家学渊源深厚，祖父何秀山更是绍派伤寒之泰斗，自幼他便在家庭的熏陶下，对医学产生了浓厚的兴趣。而后，他更得蒙名医樊开周亲炙，临床实习长达 3 载，医术日渐精进。

然何廉臣深知学无止境，行医数载后，仍觉学识尚浅，遂决定出游访道，遍访江浙一带的名医高人，以求集思广益，共同研讨医学之道。每遇名医，便虚心请教，深入探讨，不断丰富自己的医学知识。

庚子之后，西洋医学在我国逐渐传播开来，何廉臣敏锐地洞察到这一趋势，于是广购西医学著作译本，悉心研读，汲取新知，使自己的医学造诣更加深厚。在苏州寓居 1 年之后，他又迁居上海，与上海的名医周雪樵、蔡小香、丁福保等人结为知己，共同致力于我国早期中医团体的组建与发展。

20 世纪初，周雪樵先生创办《医学报》，并发起组织中国医学会，何廉臣欣然担任医学会副会长一职，为推动我国医学事业的发展贡献了自己的力量。在上海留居 3 载之后，何廉臣返回故里，又积极组织绍兴医学会，并担任会长，继续为家乡的医学事业添砖加瓦。

纵观何廉臣的医学人生，其历程犹如一幅波澜壮阔的画卷，以 1908 年为界，可划分为两个鲜明的阶段。第一阶段，是那段充满探索与磨砺的时光。自师从樊开周始，直至 1907

年从日本载誉而归，其间更是以《新医宗必读》的问世为里程碑，标志着他在医学道路上迈出了坚实的步伐。而第二阶段，则是他成就斐然、影响深远的辉煌时期。1908年3月何廉臣与裘吉生等人携手成立绍郡医药学研究社，同年6月又创办了《绍兴医药学报》，为中医事业的传承与发展注入了新的活力；至1929年，他积极组织并参与中医抗争请愿活动，虽遗憾离世，但他的精神与贡献却永载史册。

二、悬壶济世，滋养苍生

在探索期，何廉臣的医学之路可谓三步跨越，每一步都离不开医界名师的指引与点拨。他跟随当地名医樊开周临证3年，汲取老师丰富的临床经验，并深入钻研明清各家学说，医术日渐精进。然而，他并不满足于现状，因临床疗效欠佳，他毅然决定外出游学，访师求道，以期突破自我。在苏州，他幸遇名医赵晴初。尽管赵氏年长何氏30多岁，但二人因同乡之情及何氏的恳切求学态度而结下深厚的情谊。赵晴初对何廉臣倾囊相授，使何氏的医术得以大幅提升。此后，何氏又结识了周雪樵、蔡小香、丁福保等名医。他们共同在上海行医，彼此交往密切，为中医事业的繁荣贡献力量。

何廉臣以妙手回春之技，尤善治热病而名扬四海。在对外感热病的辨析与治疗方面，他理解深刻："张长沙之伤寒治法，虽细辨六经，实则不离三焦之奥。论及六经，旨在揭示病邪侵入之门径，其流转之脉络，疾病之起始与传变。而三焦之论，则关注于有形之痰涎、水饮、瘀血、渣滓等邪气所结之处，疾病之成形与演变也……病若仅在躯壳，则宜细辨六经层次；病若深入内脏，则当明辨三焦之所属。"他将六经与三焦融会贯通，作为治疗热病之秘诀，灵活变通，尽显医者智慧。

在温热病之诊治中，何氏深受叶天士、薛生白等前辈医学大家之启迪，对于温热、暑热、疫疠之病，剖析透彻，明辨是非。他立法处方，随症施治，灵活变通，处处彰显其丰富的临床经验与深厚的医学造诣。

何廉臣不仅是一位医术高超的临床大家和理论巨匠，更是一位誉满杏林、德高望重的医事活动家。他一生勤勉于医学事业，医德高尚，医术精湛。其学术造诣之深，为国为民之赤诚，赢得了海内外诸多名家的赞誉与钦佩。

三、著书立说，振兴中医

1908 年 3 月 15 日，何廉臣在绍兴这片古老的土地上，点燃了医药学研究的熊熊火焰，绍郡医药学研究社应运而生。同年 6 月，他亲手创办了《绍兴医药学报》，此举如春雨般滋润着这片医药学沃土。直至宣统三年（1911 年），这份学报如期出版了整整 44 期，每一期都凝聚着何廉臣的智慧与汗水。

1915 年，神州医药会绍兴分会接过研究社的重任，继续传承和发扬医药学的光辉。同年 3 月 9 日，分会正式成立，胡

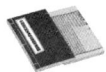

瀛峤担任首任会长，裘吉生和宋尔康分别担任医界和药界的副会长，而何廉臣则担任评议长一职。他们齐心协力，续办了《绍兴医药学报》，并发行至全国，直至出版至第104期。随后，这份学报又华丽转身，变为《绍兴医药月报》，并出版了增刊158期，同时还出版了孤本和专著70余种，为医药学的发展增添活力。

何廉臣不仅致力于学报的出版，还积极研制新药，如"常备丹"，为民众的健康保驾护航。他深知卫生知识的重要性，因此积极普及卫生知识，提议设立卫生公会和组织卫生公团，以制止不良卫生行为，向大众宣传健康卫生知识。

1924年，绍兴箔业公所成立了凌霄社，这是一个集慈善与救济为一体的综合性团体，社址位于绍兴城区府山北麓（如今已成为绍兴饭店内的凌霄阁）。凌霄社设有佛教堂、养育堂、育婴堂和施医局等多个部门，提供施医、施药、施茶、施棉衣等多种救济项目。何廉臣对凌霄社的开办给予了大力支持，他积极带动绍兴的名医前往凌霄社义务坐诊，为老百姓提供免费的医疗服务。

然而，1929年3月，国民政府中央卫生委员会却通过了《废止旧医以扫除医事卫生之障碍案》，将中医药事业视为"障碍"，企图将其废除。面对这一严峻形势，裘吉生、何廉臣、曹炳章等人团结一心，奔走于京、津、沪之间，奋起抗争。在他们的坚决反对和各界人士的大力声援下，这一议案最终得以撤销。

何廉臣深感当局者对中医的偏见，认为自己有义务整理和发扬祖国的医药事业。他忙中抽闲，整理了自己近50年所学，著作多达30余种。同时，他还积极联络同仁，编写学报，课徒带教，为中医事业的传承和发展贡献了自己的力量。

在医学研究方面，何廉臣致力于研究绍派伤寒，他悉心研究俞根初的《通俗伤寒论》，先后著有《重订广温热论》《感症宝筏》等作品，对《伤寒论》的成法进行了深入的探讨和变革。他还逐条勘证《通俗伤寒论》并加以发挥，使该书内容大增，成为绍派伤寒之总集。此外，他还编著了《湿温时疫治疗法》《增订时病论》及《全国名医验案类编》等作品，校勘了许叔微的《伤寒百证歌注》等经典著作，进一步阐发了绍派伤寒的学术观点。

何廉臣对温病学的贡献可谓卓越非凡，其深厚的学术造诣和卓越的创新精神在《重订广温热论》《湿温时疫治疗法》及《全国名医验案类编》这3部巨著中得以淋漓尽致地展现。而在这3部作品中，尤以《重订广温热论》最为夺目，它如同璀璨的明珠，闪烁着何氏温病学思想的智慧光芒。

《重订广温热论》的前身，乃戴天章所著的《广瘟疫论》。这部著作历经岁月的沉淀，于1878年经陆九芝之手修订后更名为《广温热论》。然而，何氏并未止步于此，他在陆九芝删订的基础上，于1909年再次进行重订，并赋予其新的名字——《重订广温热论》。

从《重订广温热论》的序文中，我们可以窥见何氏对这部著作的深厚情感与期望。这部著作是温病学领域的瑰宝，它不仅继承了前人的智慧，更融入了何氏自己的独特见解和创新思维，使其成为一部实用价值极大的温病学著作。它如同一位经验丰富的医者，用其深厚的医学知识和丰富的临床经验，为后世医者提供了宝贵的借鉴和指导。

何廉臣在看诊时，不以经方、时方自限，他胸怀坦荡，只求实效。他遣药以清轻灵动、活泼通变为特点，精准而不浮夸，临床疗效显著，赢得了海内外同道的广泛赞誉。他是绍派伤寒承先启后的中流砥柱，为中医药学的发展留下了浓墨重彩的一笔。

他一生致力于振兴中医、捍卫中医之事业，立下不朽功绩。其丰富的临床经验与独特的学术思想，至今仍值得我们学习和借鉴。何廉臣先生的一生，是医者仁心、精勤不倦的典范，永远值得我们敬仰与怀念。

博施济众，通晓温热诸家之说
——丁甘仁

丁泽周（1866—1926年），字甘仁，江苏省孟河镇人，清末民初著名医家、中医教育家，孟河医派的代表人物之一，与费伯雄、马培之、巢崇山并称"孟河四大家"。

一、虚心求教，刻苦钻研中医

丁甘仁年方12，便怀揣着对医术的憧憬与热爱，拜入了家乡名医马仲清（绍成）的门下，开始了他的岐黄之术学习之旅。他孜孜不倦，虚心求教，犹如幼苗渴望阳光雨露，汲取着医学的智慧与精华。

时光荏苒，丁甘仁15岁时，又追随族伯丁松溪（费伯雄门人）游学两载。他们切磋医技，共同探讨。丁甘仁深得丁松溪"用药和缓、归醇纠偏"的医术真谛，仿佛得到了医道中的一把金钥匙，打开了通往更高境界的大门。

此后，丁甘仁又拜入一代名医马培之门下，深得其内、外科（包括喉科）之用方和炮制精传。他如同海绵一般，不断

吸收着医学知识，逐渐成长为一名出类拔萃的医者。

学成之后，丁甘仁开始在无锡、苏州等地行医。他与吴医叶桂、薛雪等温病派弟子门人频繁交流，共同探讨医道。在掌握温病法门的"轻灵"方面，他颇有收获，医术日益精进。

后来，丁甘仁辗转至上海，经巢崇山推荐，在仁济善堂应诊。这期间，他又师从伤寒学派大家汪莲石先生，潜心研读舒驰远的《伤寒集注》《六经定法》等经典著作。他如同一只勤劳的蜜蜂，在伤寒六经辨证及治法等领域汲取着知识的甘露，医术更上一层楼。

丁甘仁曾深情述说："读古人之书，须得胸中自有丘壑。在批判前人的智慧时，需凭借自己的思考，审慎辨别，更需投身于临床实习，亲身接触真实病例，方能领悟其精髓，运用自如，得心应手。"他对《舒驰远伤寒集注》的见解，虽不能尽言其全，却颇具启发，能够联系实际，实非仅仅陈述己见而已。

丁甘仁倾其数十年心血，对《伤寒论》与温病学说的辨证施治原则及应用方法进行了深入而细致的研究。他结合丰富的临床实践，深刻体会其中奥妙，领悟颇丰。他认为，在实际应用中，这两种学说必须相互关联，互为补充，而非相互对立。在治疗外感病的过程中，只有将二者融会贯通，因人、因病制宜，方能取得显著疗效。

翻阅《丁氏医案》，我们不难发现，其对伤寒、温病的治疗方法灵活多变，不拘一格。他常常同时采用伤寒方和温病方，并不拘泥于经方与时方的界限。这种灵活多变的治疗方式，不仅展示了其医术之高超，更体现了其深厚的理论功底和丰富的实践经验。正是这种融会贯通、灵活运用的精神，使得丁氏在医学领域取得了卓越的成就，为后人留下了宝贵的医学资源。

丁甘仁对于外感热病的研究，可谓是深得《伤寒论》之精髓，又不囿于伤寒之方，同时汲取温病学说之精华，却不局限于四时温病的框架。他强调，研读《内经·热论》之后，必须深入钻研《伤寒论》《温热经纬》及《温病条辨》等经典著作，方能全面把握外感病的基本理论及治疗方法。

在丁氏看来，读仲景《伤寒论》之后，参考各家注解之余，更应细究舒驰远所著的《伤寒集注》。此书提纲挈领，将六经定位、主证及主治方法阐述得淋漓尽致，使后学者得以窥见伤寒之全貌。尤为难得的是，对于临诊时较为罕见的证候，书中并未一一罗列，而是有所取舍，以突出主要方面。对于某些不切实际之处，丁氏亦不牵强附会，而是提出自己的独到见解。

例如，在太阳篇中，对于桃核承气汤、抵当汤、大陷胸汤等条文，以及其他各篇中的疑难问题，丁氏均提出了自己的看法。他的解读不仅丰富了伤寒学说的内涵，也为后世医者提供了宝贵的临床参考。

历代文献犹如浩瀚医海，内科杂病的记载宛如其中的珍珠，颗颗璀璨。丁氏对中医经典著作如《黄帝内经》《伤寒论》《金匮要略》等推崇备至，他认为金元四大家的医学理论各有千秋，不应偏执一端。他谆谆教诲学生，须怀"勤求古训、博采众长"之志，广纳百家之言，明辨是非，审慎选择。这种学习态度不仅体现了他深厚的医学底蕴，更彰显了他古为今用、推陈出新的医学思想。在丁氏看来，明清两代的医学著作以及近代医案，均能在继承前人精华的基础上，通过实践不断创新发展，为后学提供宝贵的启示。

对于疑难重症的诊治，他善于吸取前人经验，并灵活运用。例如，在辨别中风闭证与脱证时，丁氏敏锐地抓住"小便自遗"这一关键症状作为脱证的辨证要点。一位患者突然跌倒，舌强不语，嗜睡不醒，右手足功能丧失，脉象尺部沉细、寸关弦紧而滑，舌苔白腻，一派阴霾弥漫、阳气不振之象。幸运的是，这位患者尚未出现小便失禁等脱象，表明肾气尚固。于是，丁氏运用小续命汤加减，以助阳祛风、开窍涤痰、通络止痛。方中麻黄、桂枝温阳散寒，熟附片助阳固脱，甘草调和诸药，当归、川芎活血通络，姜半夏、杏仁化痰开窍，生姜汁、竹沥涤痰醒神。再造丸则能祛风通络、化痰开窍。四诊后，患者神志已清，但仍舌强，言语不利，右手足功能尚未恢复，脉象弦紧转和、尺部仍沉细。此时，丁氏调整方剂，去麻黄以防过于发散；加生黄芪、生白术益气健脾，秦艽、牛膝舒筋活络。此后，治疗重点转向温阳补气、通络止痛，重用生黄芪以益气固表，间日服用鹿茸粉以温补肾阳，大活络丹则能祛风除湿、舒筋活络。经过 60 余剂的治疗，患者舌能言、手能握、足能履，随后服用膏滋方巩固疗效。

对于"真中"与"类中"，丁氏认为二者虽同为中风，但病情缓急有别。就地域而言，不能一概而论地认为西北地区的中风患者均为外风所致，而东南地区则多为内风所致。同时，在体质方面，必须根据患者的阳虚或阴虚、有痰或无痰等具体情况来制订治疗方案，以免误诊误治。

在《丁氏医案》中，还记载了许多关于气阴早衰的病例。这些患者舌强不语，不省人事，手足功能丧失，舌质红，尺脉沉弱、寸关弦滑而数。针对这种病情，丁氏采用育阴息风、开窍涤痰之法进行治疗。药用玄参、麦冬养阴生津，羚羊角、天麻息风止痉，竹沥、远志、石菖蒲开窍化痰，合温胆汤共奏养阴息风、化痰开窍之功。此外，对于阴阳两虚的患者，丁氏则善用地黄饮子进行治疗。他认为老年患者多属阴阳两虚之证，若偏于阴虚者，则应在方中去除桂枝、附子、巴戟天等温阳之品，以免助火伤阴。

丁氏的医学造诣深厚，他善于将理论与实践相结合，不断创新发展中医理论。他的治疗方法既遵循古训，又注重创新，充分体现了中医的博大精深和独特魅力。

二、行医打擂，展中医风采

比武打擂，历来是武林高手间斗智斗勇的盛大场面。然

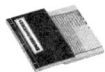

而，令人始料未及的是，在 100 多年前繁华的上海滩，竟破天荒地上演了一出中西医打擂、医术大比拼的奇景。这场较量，犹如两颗璀璨的星辰在医学的浩瀚星空中碰撞，闪烁着智慧与勇气的光芒。

这场医学盛宴的双方，一方是享有盛名的中医丁甘仁，他的医术精湛，妙手回春，深受百姓爱戴；另一方则是来自异域的西医约翰，他手握现代医学的利器，自信满满地前来挑战。而担任这场较量裁判的则是上海第一家西医院的洋人院长，他的公正与权威，为这场比试增添了更多的看点。

这场中西医擂台战，不仅是一场医术的比拼，更是一次文化的碰撞与交流。在杨忠所著的《丁甘仁传》中，这段传奇故事被详细记录了下来，成为后人了解那个时代中西文化交流的珍贵史料。这段故事读来令人心潮澎湃，仿佛置身于那个风起云涌的时代，亲眼见证了这场医学界的盛事。

时光回溯至 1907 年 10 月 13 日，西医广慈医院（今日之瑞金医院）举行了盛大的开业典礼。这一日，名扬四海的丁甘仁先生，作为沪上少数几位享有盛名的名医，受邀前来捧场。

那日的庆典，可谓群英荟萃，星光熠熠。除了上海本地的社团名流，还有各国的领事、西医馆的洋大夫，以及当时的主流媒体均纷至沓来。仪式庄严而热烈，预示着一场医学界的革新即将拉开序幕。

仪式结束后，丁甘仁与众多嘉宾一同参观了医院的先进设施，并参加了一场酒会。酒会上，丁甘仁与美租界西医馆的洋大夫约翰相邻而坐。当有人介绍丁甘仁为上海的名医时，约翰却面露不屑，用他那半生不熟的汉语挑衅道："中医能治病吗？"他甚至还自大地补充道："中医不中意。"

面对这样的挑衅，丁甘仁却显得不卑不亢，他反唇相讥道："西医是万能的吗？"并以牙还牙地说："西医是戏医。"原本只是轻松地调侃，却没想到引来了一阵喧嚷，吸引了众人的目光。

那个洋医生顿时面色涨红，恼羞成怒地嚷道："丁先生，你代表中医，我代表西医，我们就在广慈医院里摆擂治病，你看如何？"丁甘仁毫不示弱地回应："悉听尊便！"

广慈医院的洋人院长一直在一旁观望，见二人欲"摆擂"一较高下，他不仅不出言相劝，反而十分兴奋。他鼓动道："我愿提供方便做你们的裁判，医院里已住了许多刚住院的病人。"接着，他又提议："为显公平，你们到病床上抽取同一病种的人，具体规则你们自订，不知二位意下如何？"说完，他目光炯炯地看着丁甘仁和约翰。

见二人没有异议，众人便迫不及待地等待这场"好戏"上演，酒会也因此草草收场。一行人来到了住院处。由于约翰是内科大夫，自然选择了内科病种作为挑战项目。院长在征得二人同意后，将当时中西医都感到棘手的伤寒病作为"打擂"的病种。

之所以选择伤寒病，院长心中自有盘算。他知道虽然西医在治疗伤寒方面并无十足把握，但相比中医毕竟还是先进一些。这样一来，中医势必败北。他想借此机会打压一下中医的声势，同时为新开张的广慈医院做一番广告，可谓一举两得。

院长郑重其事地取出两份伤寒病历，轻轻翻转，背面朝上，揭开了一场中西医较量的序幕。丁甘仁与约翰各自抽签，选择各自的挑战。按照既定的规则，丁甘仁只能运用中药，而约翰则运用西药。这场较量，为期20日，目标一致——使患者恢复健康或迈向康复的康庄大道。而患者康复的评判，则依赖于检测的理化数据。

院长在中外宾客的注视之下，神态庄严，宛如一位虔诚的教徒。他以上帝的名义发誓，确保这场比赛的公正无私，并将全程监督。他满怀信心地预告，20日后，他仍会在此地宣布比赛的结果，并热情地邀请各位宾客再次光临，共同见证这场中西医较量的精彩瞬间。

广慈医院的开业庆典，此刻已然变成了丁甘仁与约翰中西医较量的盛大舞台。这一新闻迅速在上海的各大报纸上传播开来，引起了社会各界的广泛关注。

丁甘仁所负责的患者，是一位来自法租界的洋人史密特。他正值壮年，任法国通商局助理一职。对于接受中医治疗，史密特表现出极大的热情和信心。他听说丁先生是上海滩享有盛名的神医，对中医的神奇疗效充满好奇与期待。他不仅积极配合丁甘仁的治疗，更给予了他精神上的支持与鼓励。

丁甘仁对史密特进行了深入细致的检查，询问了他的病史和日常生活习惯。他运用中医独特的望闻问切四诊法，仔细辨别史密特的虚实寒热，洞察他的阴阳五行。丁甘仁不敢有丝毫懈怠，因为他深知，这次较量不仅仅是他个人的荣誉之战，更代表了几千年传统的中医，甚至是一个国家的尊严与荣誉。

经过一番细心诊察，丁甘仁心中已有了一套完整的治疗方案。他信心满满地对史密特说："你要严格按照我的医嘱服药，中医讲究忌口，只要按照我的吩咐去做，我保证你不出20天就能痊愈。"史密特听后，满脸喜色，表示一定会全力配合治疗。

当时，中西医对于伤寒病的治疗都无十足把握。然而，在治疗这类疾病方面，丁甘仁却有着丰富的经验和独到的见解。他根据史密特的病情，精心配制了5剂中药，并亲自煎煮。史密特服用后，病情明显好转，热度逐渐降低，面色也变得红润起来，胃口也渐开。

丁甘仁根据史密特的病情变化，又及时调整了药方。他认为史密特的病证属于寒从内生，导致气血凝滞，因此需要疏通经络、扶脾祛寒、护阳伐阴。他再次为史密特精心配制了5剂汤药。经过10天的治疗，当丁甘仁再次来到广慈医院查房时，史密特早已站在门口迎接他，满面笑容地拉着他的手说："我们成功啦！谢谢！"丁甘仁见状，心中充满了喜悦与

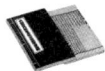

自豪。

丁甘仁向史密特细致询问了病情，又为其细细切脉观舌，史密特则带着些许期待地询问："丁大夫，我感觉自己已经好多了，是不是可以不用再吃药了？"丁甘仁微笑摇头，眼眸中闪烁着智慧的光芒："从脉象来看，寒气虽已消退，但脾虚阳乏之证仍需调养。此刻，我们当以扶正祛邪为要，发起最后一役，直捣黄龙，否则恐功亏一篑。"

史密特闻言，神色凝重地点点头，随后凑到丁甘仁耳畔，神秘地说道："丁大夫，你知道吗？那位约翰大夫的病人，病情依旧不见好转，持续发热。"

时光荏苒，转眼间20日已过。当时的报纸早已为这场中西医对决预热，引得民众翘首以待。这一天，风和日丽，广慈医院门口人头攒动，热闹非凡。报界更是倾巢而出，纷纷派出精兵强将，誓要捕捉这一新闻盛事的每一个精彩瞬间。

然而，令人意想不到的是，那位"败擂"的约翰大夫却以种种托词未能现身。广慈医院院长上台做了简短而有力的讲话，随后略带遗憾地宣布："经过20天的中医治疗，伤寒患者史密特已基本恢复健康，各项化验指标均正常或趋于正常。此次中西医擂台赛，丁甘仁先生代表的中医一方获胜！"

此言一出，现场顿时爆发出热烈的掌声。丁甘仁被众人簇拥着走上舞台，记者的相机快门声此起彼伏。丁甘仁站在台上，言简意赅地说道："中西医各有其独特之处，都是对人类健康的宝贵贡献。我们应当携手并进，取长补短，共同发挥各自的优势，与疾病这一共同的敌人展开斗争！"

他环顾四周，用手势示意大家安静，待掌声平息后，又激昂地说道："东西方文化虽有差异，但这并不是我们彼此诋毁的理由。我坚信，并以事实证明，中医拥有强大的生命力，它永远不会衰亡！"

又是一阵热烈的掌声响起。这时，史密特挤出人群，来到丁甘仁身旁。他身着洋装，满面红光，用略显生硬的汉语向大家说道："我是丁大夫的病人，过去我对中医并不信任。但经过这次治疗，我彻底改变了看法。我要告诉在法国的家人和身边的西方人，甚至全世界，是中医治好了我的病！ Very good！"说完，他热情地拥抱了丁甘仁。

史密特的诚挚之言令在场所有华人和记者动容。连那些洋人也纷纷向丁甘仁伸出大拇指，齐声赞叹："Very good！"

丁甘仁"胜擂"的消息迅速传遍大街小巷，《申报》更是第一时间予以隆重报道，标题醒目地写着"国医胜擂 洋医败北"。文章详尽介绍了中西医对决的经过，字里行间流露出对丁甘仁的敬佩与赞赏。

在那个西学东渐、中医备受冲击的时代，丁甘仁的胜利无疑为中医增强了信心、注入了活力，他用实际行动证明了中医的价值与魅力，捍卫了中医的尊严与地位。

国医名家

——吴锡璜

吴锡璜（1872—1950 年），字瑞甫，号黼堂，祖籍福建省泉州南门外塘市乡，被称为"医学大家"。吴锡璜一生著述甚丰，由上海文瑞楼书局印行的有《中西温热串解》《删补中风论》《新订奇验喉证明辨》《中西脉学讲义》《评注陈无择三因方》《校正圣济总录》，铅印的医校教材有《四时感证》《伤寒纲要》《诊断学》《卫生学》，医校的油印讲稿有《难经》《伤寒》《病理学》《中药学》《内科学》《妇科学》《儿科学》《传染病学》等。

一、攻读医书，悬壶济世

吴锡璜 1872 年出生于同安的一个七代中医世家。他自幼接受儒家蒙童教育，又备受医家氛围濡染，14 岁即开始研读《黄帝内经》《难经》《伤寒论》《金匮要略》等中医典籍，奉父命开始学医，最初学习的是幼科。他在学习麻疹和麻痘的治疗方法时，发现自己尚未掌握要领，因此决定进一步前往大田杨氏家族学习"诊痘术"。在那里，吴锡璜终于领悟到了《种痘新书》是治疗痘疹的金科玉律。吴锡璜18岁中秀才，31岁中光绪癸巳科举人。此时，清王朝已经处于风雨飘摇的境况，身为同安最后一届科举举人的吴锡璜无心从政，便继承父业，开始其悬壶济世、精研医学的人生旅途。他利用自己深厚的古文功底和丰富的医学实践，潜心著述，先后出版了多部著作。如今，由于其后人同样的善心善行，这些珍贵的医籍从家藏变成馆藏，使吴家祖辈的智慧能够继续造福于民。

吴锡璜认为，"仁心"是医家最基本的要求。在厦门期间，吴锡璜先后在回春庐、退补斋、振德堂等医馆施诊，用自己的行动宣扬"医为仁术"的职业道德。他的信条是："病家有痛方求于吾，若自恃怠慢，何为医也！"求诊患者多时，即便日已过午，他也细心应对，丝毫不敢疏忽松懈；遇有病家要求出诊，即使夜半三更，他总是有求必应。

有一件事最能表现吴锡璜的医德：有一富翁患肝部肿瘤，经吴锡璜治疗痊愈后，该富翁向吴锡璜求购贵重补药。在一般医生看来，此为赚钱之良机。吴锡璜却不为所动，淡然说道："多吃萝卜，便是补药。"

吴锡璜的学生回忆：吴锡璜在张贴的《医例》中申明"家资清淡者不论"医资，遇到贫困人家，他不但不收诊费，有时还帮助垫付药钱。

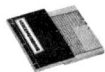

二、开展交流，弘扬国粹

1920 年，吴锡璜在开元路退补斋应诊，在此过程中，他接触和了解西医，云："近以西人医术日新月异，从师访道，弥益勤勉。凡有译本，不惜善价购求，朝夕考稽，必求得其所以然之故而后已。"但是，吴锡璜用中医学说辨证论治理念及各种临床病例衡量西医用药后，他认为中医、西医"不必有分门别户之见，亦不必有尊中抑西之心。德无常师，取善为师"，并中肯地指出："西药固速效而失之剧烈，用偶不当，害亦随之。"吴锡璜广泛吸收西医精华，把中医推进到更高、更系统、更科学的水平。吴锡璜在为中医传习所、国医专门学校编著的《诊断学》《卫生学》《儿科学》等讲义里都融入了当时西方医术关于检查、测量、诊断、细菌学、解剖学等内容。在《中西脉学讲义》《中西温热串解》《中西内科学》等医著中，更是将中西医理论和临床实际相互对照、互相参证，"于微妙中参益微妙，于精细中更求精细"。

三、创办学校，培育人才

吴锡璜长期在厦门行医，其医寓退补斋位于开元路。1920年，吴锡璜任厦门回春庐医院院长，潜心著述。1929 年，"三一七"国医运动后，他邀同热心公益事业的知名人士，创办厦门医学讲习所。1928 年，吴锡璜在思明东路创办厦门中医传习所，全面培训中医学生。1933 年 6 月，汪精卫主张"凡属中医应一律不许开业，全国中药店也应限令歇业"，时任中央国医馆厦门支馆馆长的吴锡璜在厦门国医专门学校创办的《国医旬刊》发刊词中，全面分析了中、西医的寸长尺短，呼吁中医界勇敢面对"医学说之文化竞争，药物学舶来品之经济侵略"，批评汪精卫等人全盘否定中医的行径。1933 年，吴锡璜在厦禾路创办厦门国医专门学校，培养了大批人才。但当时官方没有将中医教育列入民国政府的教育系列，令各地中医教育机构不能称"学校"，吴锡璜却坚持公理，将此事诉诸公堂，据理力争让厦门国医专门学校成为福建省唯一保持"学校"称谓的中医教育机构，为中医界争得教育、培养人才的正当权利。

厦门沦陷期间，日寇数次派人荷枪实弹前往吴锡璜在鼓浪屿的临时居所，逼迫他出任维持会会长、伪厦门市市长等职，他坚辞不就。吴锡璜最终在友人的协助下前往新加坡，远涉重洋创办中医学会，后借新加坡同安会馆行医，誉满星洲南洋。

吴锡璜在新加坡行医之余，还致力于中医研究，创办中医学会。1946 年，新加坡中国医学会成立，吴锡璜被推举为主席；次年改为中医师公会，又被选为理事长，前后 6 载；同时兼任厦门公会义务医师，并以古稀之年主编刊物《医粹》《医统先声》，积极筹建新加坡国医专门学校（新加坡中医学

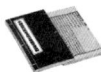

院前身）和医学图书馆，成为新加坡中医界公认的"国医名家"。1952年1月13日，吴锡璜在新加坡逝世。

吴锡璜是一位多才多艺的学者，他在中医实践、教育和文化传承方面都做出了杰出的贡献，是值得纪念和学习的医学家。

沟通中西医学一代宗师

——恽铁樵

恽铁樵（1878—1935 年），名树珏，别号冷风、焦木、黄山，江苏省武进县（今江苏省常州市武进区）孟河人，中医学家，早年从事编译工作，后弃文业医。临床从事内、儿科诊疗工作，对儿科尤为擅长。其创办了铁樵中医函授学校，致力于理论、临床研究和人才培养，著有《群经见智录》等著作。恽铁樵竭力主张西为中用，对中医学术的发展有一定影响。

一、弃文业医，西为中用

恽铁樵出身于小官吏家庭，自幼孤苦，5 岁丧父，11 岁丧母，由族人抚养长大。恽铁樵励志读书，13 岁就读于私塾，16 岁考中秀才。1903 年，他考入南洋公学，攻读外语和文学。1906 年，其毕业后，先后赴湖南长沙某校及上海浦东中学执鞭任教。1911 年，应商务印书馆张菊生先生聘请，任商务印书馆编译。

1912 年，恽铁樵主编《小说月报》，以翻译西洋小说而

风靡一时，后因长子病故，发愤学医，曾就学于名医汪莲石。1920年，他辞去《小说月报》主编职务，正式挂牌行医，尤其擅长儿科。

恽铁樵从医之时，中医正处于生死存亡的危急关头。20世纪初，随着新文化的传入，面对西方科学的进步，世人对中国传统医学的态度出现了两个极端：一是盲目崇拜外国，彻底否定中医，如余云岫1916年抛出《灵素商兑》，从基础理论入手，认为《黄帝内经》"无一字不错"，中医"不科学""靠暗示的效果""精神的作用""和催眠术差不多"，甚至主张立法废止中医；二是夜郎自大，顽固保守，拒不接受现代科学，攻击研习西医是"媚外卖国，蹂躏国粹"。

恽铁樵以他渊博的知识和丰富的临床经验，纵览世界科学的进步，认为中医和西医各有所长，应该互相学习、汲取对方的优点，以促进医学的发展和进步。恽铁樵认为中医有其实效性，但年代久远，应该整理提高，使之发展进步。同时，他指出西医，尤其是生理学的研究，有其长处。他认为中西医学因为文化背景和医学基础的不同而形成了两个不同的体系，主张中西医汇通，各取所长。他认为中医应该吸取西医之长，这是中医发展必循之轨道。他强调在改革中医的过程中，不能舍本逐末，以科学化为时髦，而专求形似，忘其本来。他提倡的是在保持中医本质的基础上进行发展和创新。恽铁樵在1925年创办了铁樵中医函授学校，培养了千余名学生，他的教育和实践活动对于推广其中西医学汇通的观点起到了积极作用。总的来说，恽铁樵的观点在当时是非常具有前瞻性的，他不仅认识到了中医的价值，也看到了西医的先进性。他提出的中西医汇通思想，对于后来中医学的发展产生了深远的影响。回顾历史，我们可以看到，正是这种开放的态度和不断吸收新知的精神，使得中医学能够在现代社会中继续发展和繁荣。

二、融汇古今，新见独特

恽铁樵通过科学方法整理和研究中医经典，提出了一系列新观点和方法，为中医学的进步做出了贡献。面对《灵素商兑》的批评，恽铁樵发表了《群经见智录》，用科学的方法研究《黄帝内经》的理论，提出"四时五脏"的观点。这一观点认为，四时是万事万物变化的支配力量，也是古人认识事物变化的方法。由四时的风、寒、暑、湿产生了六气；生、长、化、收、藏产生了五行，再由四时五行派生出五脏。这表明五脏在《黄帝内经》中并不是仅指具体的器官，而是与四时相应的系统。恽铁樵从方法论的高度揭示了中医理论，尤其是藏象学说的秘密。他展示了一条古代医家的思路，这条思路是朴实、可理解、可捉摸的，从而捍卫了中医学术的完整性。恽铁樵在中医学术受到挑战的背景下，通过科学方法和创新思维，对中医经典进行了系统的整理和研究，提出了一系列有深远影响的新观点和新理论，为中医学的进步和发展做出了重要

贡献。

虽然面临诸多困难和挑战，恽铁樵依然致力于对于中医学的推广和教育，而且贡献巨大。恽铁樵认识到，中医学说之所以未能广泛传播和被理解，一个重要的原因就是缺乏能够解释中医理论和实践的人才。因此，他决定创办学校，培养能够理解和传播中医知识的专业人才。1925年，尽管当时政府对中医持排斥态度，恽铁樵还是毅然创办了铁樵中医函授学校。他发表《创办函授学校宣言》，强调中医的国际潜力，吸引了来自全国各地的600余名学生报名学习。1927年，恽铁樵进一步开设了临诊实习班，为30余名弟子提供实践教学。同时，他还在上海的各中医学校担任讲师。1928年，由于"废止中医法案"的出现，恽铁樵不得不暂停教学活动。但在该法案被迫撤销后，他于1933年以"铁樵函授医学事务所"的名义恢复了函授教育。经过多次挑战和努力，恽铁樵最终培养出了一批具有创新思想的中医人才，如陆渊雷、章巨膺、顾雨时等，这些人有力地推动了中医事业的发展。

恽铁樵对热病和小儿惊风的治疗有着丰富的实践经验，他的理论和治疗方法具有很高的临床价值。恽铁樵将热病的发展归纳为"阴胜则寒""阳胜则热"和"阳虚则寒""阴虚则热"等浅深不同的2个层次，以及阴阳胜复4个步骤。他认为这些理论有助于更好地理解热病的发展过程，从而指导临床治疗。恽铁樵将温病分为伤寒和非伤寒两系。他认为伤寒和温病在治疗方法上有一定的相似性，可以采用伤寒温病的治疗方法进行治疗。恽铁樵对小儿惊风的治疗也有独到的见解。他认为本病多因外感风寒、内夹食滞兼受惊怖而成，重点在于胃热和肝胆热。因此，该病的治疗应以清热降火为主，消导食积为辅。他反对使用一些香窜镇惊的药物，如回春丹、金鼠屎等。恽铁樵晚年自制了安脑丸，用于治疗发热有惊风先兆和惊风已见等症状。他的治疗方法结合了多种药物，根据患者的具体症状进行调配，取得了良好的效果。

三、呕心沥血，成就卓越

恽铁樵40岁时患有严重的听力障碍，但他并没有因此而放弃医学事业。在诊病时，他通过书写询问病情，与人交流时经常大声谈笑，这显示了他乐观积极的态度和对患者的关心。尽管身体不适，恽铁樵依然热衷于临床工作和教学。他白天看病，晚上讲课，深夜还坚持写作，每天只休息短短四五个小时。这种高强度的工作节奏体现了他对中医学和教育事业的极度热爱。1932年，恽铁樵因长期过劳而出现健康问题，心痛且一手失去知觉。他和家人移居苏州，在友人章太炎家中休养，由其子恽道周在上海代替他继续看诊。在离开上海前，恽铁樵留下了关于医德的重要指示："毋矜所能，饰所不能，毋嫉人能，形所不能，勤求古训，持之以恒。"这些话语不仅展示了他对个人和同行的期望，也表达了他对医学精神和道德的

坚守。即使在身体健康状况不佳的情况下，恽铁樵仍然坚持撰写医学著作，如《霍乱新论》和《梅疮见垣录》。他的这种毅力和奉献精神令人敬佩。恽铁樵于1935年因病在上海去世，享年58岁。临终前一天，他还在修订《霍乱新论》，这展现了他毕生致力于中医学术研究和实践的精神。

作为先学文后攻医者，恽铁樵一生撰写了大量医学著作，计有《文苑集》《论医集》（以上第一辑）、《群经见智录》《伤寒论研究》《温病明理》《热病学》（以上第二辑）、《生理新语》《脉学发微》《病理概论》《病理各论》（以上第三辑）、《临诊笔记》《临诊讲演录》《金匮翼方选按》《风劳臌病论》（以上第四辑）、《保赤新书》《妇科大略》《论药集》（以上第五辑）、《十二经穴病候撮要》《神经系病理治疗》《麟爪集》（以上第六辑）、《伤寒论辑义按》（以上第七辑）、《药庵医案》（以上第八辑）等，统名《药庵医学丛书》。此外，恽铁樵在创办铁樵函授中医学校期间，还主持撰写了数十种函授讲义，如《内经要义选刊》《内经讲义》《伤寒论讲义》等。

恽铁樵在治疗用药方面，见解独到。在治疗痨瘵时，对于不同的病因和症状采用不同的药物。对于因药误或误补导致伤风不醒的痨病患者，恽铁樵主张使用荆芥、防风、象贝、杏仁等疏泄风邪，同时用茜根炭、藕节止血。若风邪郁肺化热，则可加入黄芩、款冬花等药物。对于因举重伤力或剧烈运动损伤肺络的患者，轻者使用七厘散，重者使用土鳖虫、紫金丹

（出自《伤科补要》，该药方包含没药、降香、乳香、松节、苏木、川乌、蝼蛄、自然铜、血竭、龙骨、朱砂等成分）。对于因盛怒伤气，肝胆之火上逆，阳络损伤而大吐血，或肺阴受灼，痰中夹血的患者，恽铁樵推荐使用花蕊石、童便作为特效药，同时辅以茜根炭、地榆炭、仙鹤草、五胆药墨、三七等药物。他强调，治疗痨瘵疾病时，重要的不是药物的数量，而是药物的组合是否恰当，不必频繁更换药物。

恽铁樵不仅是一位卓越的医学家，也是一位具有崇高医德和坚韧不拔精神的教育者和学者。他的一生，是对中医事业不懈追求和奉献的一生，是中医学术、教育和实践的生动写照。他的精神与成就至今仍然被人所铭记，令人敬佩，也激励着后人不断追求医学知识与实践的完美结合。

医学函授学校创办人之一

——陆渊雷

陆渊雷（1894—1955年），名彭年，江苏川沙（今隶属于上海市）人。1912年，陆渊雷就读于江苏省立第一师范学校，师从朴学大师姚孟醺学习经学、小学（文字学），通读诸子百家、史、地、物理、算学等书。毕业后先后在武昌高等师范学校、江苏省立师范学校、国学专修馆、暨南大学、持志大学、上海中国医学院等处任教。授课之余陆渊雷阅读了大量医书，研究中医各家学说。1925年恽铁樵创办医学函授学校，陆渊雷拜恽铁樵为师，协助其办校。陆渊雷又师事章太炎学习古文学及中医基础，深得两位名家的教导。其代表作品有《陆氏医论集》《中医生理术语解》《中医病理术语解》。

一、发皇古义，融合新知

陆渊雷早年随姚孟醺学习经学和小学，广泛阅读诸子百家等各类书籍，具备扎实的国学基础。他还通晓英语、法语、德语和日语，这为他将中医学与西方医学结合打下了坚实的基础。受父亲影响，陆渊雷致力于中医学的学习，并在名医恽铁樵的指导下进一步深入研究。

陆渊雷是近代中医科学化运动的重要推动者，他主张中西医汇通，倡导中医科学化，不仅在实践中精进医术，还通过函授等形式普及中医知识，扩大了中医的影响力。

在医学实践方面，1932年，陆渊雷在上海开业行医，他采用西医的诊断方法来辅助中医治疗，特别是在治疗伤寒、慢性肝炎和肿瘤等疾病方面表现出色。他的这种中西医结合的诊疗方式在当时是非常前卫的。为了普及中医知识，陆渊雷创设了"遥从部"，通过函授的方式教授中医理论，使远离上海的学生也能学习中医知识。1928年，陆渊雷先后在上海中医专门学校、上海中国医学院任教。1929年，他与徐衡之、章次公共同创办上海国医学院，任教务长，亲自制订教学大纲并任课，编写了《伤寒论今释》《金匮要略今释》教材，并成书出版。

陆渊雷是改革中医教育的先驱，他以"发扬古义，融合新知"为办学宗旨，率先于教育计划列入理化、解剖等课程，推动了中医教育的现代化进程。他于1933年前后任"中央国医馆学术整理委员会"委员，参与中医学术的整理和标准化工作。1934年，他创办《中医新生命》杂志，作为主编推广中医学的研究和临床成果。中华人民共和国成立后，陆渊雷于1950年被邀请参加全国卫生会议，历任上海卫生局顾问、中国红十字会上海市分会理事、上海市科学医学研究会副主任委员等职，显示了他在中医界的权威地位。1954年他受委托编纂中医教材，1955年任上海中医学院筹备委员会主任委员，同年因病谢世。

二、治学严谨，著述颇富

陆渊雷一生著作颇丰，除《伤寒论今释》《金匮要略今释》外，还著有《陆氏医论集》《中医生理术语解》《中医病理术语解》《流行病须知》《伤寒论概要》《脉学新论》《舌诊要旨》等。

陆渊雷是近代中医界的杰出人物之一，他在学术上主张结合西方的医学理论和中国传统的医学实践，倡导中医与西医相结合。他通过对《伤寒杂病论》反复研究和实践，去除了其中的玄奥内容，使得古老的理论更加清晰易懂。他认为张仲景的三阳理论，意味着在诊断和治疗疾病时，需要根据患者的正气（抗病力）状况来进行判断和界定。在中医理论中，三阳病是指太阳、阳明、少阳三经疾病。其中，太阳为在表在上，阳明为在里在下，而少阳则为半表半里。所谓半表半里者，并非半在表半在里之谓，而是谓在表里上下之间也。少阳病的主症之一是往来寒热。往来寒热与恶寒发热不同，恶寒发热是指患者同时感到明显的恶寒和发热，而往来寒热则是指患者在恶寒时不知道有发热，在发热时也不知道有恶寒，寒与热交替出现。而疟疾是往来寒热的代表型。陆渊雷将《伤寒杂病论》视为中医经方的顶尖之作和治疗的最高准则，认为学习中医的人必须研习此书。他对此经典著作进行了深入的研究和解读，在临床实践中救治了无数病患。

三、刻苦钻研，见解独到

陆渊雷认为近世温热学派所称的"温邪犯肺，逆传心包"之病，其实就是指大叶性肺炎。对于这类疾病，他主张运用《伤寒杂病论》中的方剂进行治疗，如麻杏石甘汤、小青龙汤和麻黄汤等，在三五日内就能取得显著的疗效。

陆渊雷认为西医学所说的胸腔积液，古人将其称为痰饮。对于外有表证、里有水饮的患者，应先解表邪，然后再治疗里水饮。急性胸膜炎初起时，患者出现恶寒发热、头痛等症状，与太阳中风相似。虽然病理上是由于胸膜发炎引起的，但治疗时仍应先解表邪，否则表热入里，病情会更加严重。对于没有表证的悬饮病，由于突然得病，如果立即攻下，可能会过于猛烈。因此，可以采用十枣汤等轻剂进行治疗。但如果患者的疼痛症状明显减轻，就需要改用其他轻剂。

陆渊雷还指出肠痈是一种杂病，患者可能会出现小腹肿胀疼痛、痞硬等症状，疼痛主要集中在右腹角。然而，在疾病初期，患者可能没有明显的症状，但按压右腹直肌时会有挛急和疼痛的情况出现。此外，也有患者虽然出现肿胀等症状，但并不一定有痞硬的症状。对于肠痈初期未成脓的情况，可以使用大黄牡丹汤进行治疗；而对于已经成脓的情况，则可以使用米仁附子败酱散等方剂进行治疗。西医治疗盲肠阑尾炎等疾病时，通常只在患者有宿便闭塞的情况下使用蓖麻籽油或灌肠法，其他情况下禁止使用下剂以避免引起穿孔。陆渊雷在治疗肠痈时，在确认是阳明实证后，有时也会使用小承气汤等方剂，并获得治愈，而且没有出现穿孔等不良反应。

陆渊雷认为人体依赖热量来维持生命活动，而进食是增加体内热量的一种方式。当时医生和患者倾向于使用各种清凉药，即使已感染风寒，也不敢开、不敢服用辛温解表药。服用清凉药物，可能会损伤人体的阳气且不易被发觉，发展至阳气不足以维持生命时，即使想要进行康复治疗，也可能无法达到预期的效果。如果热药使用过量，人体会立即察觉并出现不适，而稍微使用清凉药，就可以缓解症状。为了纠正当时的不良趋势，除了向患者及其家属解释和劝说，以改变他们对使用清凉药物的依赖及对辛温解表药的恐惧之外，非必要情况下不轻易使用清凉药物。

陆渊雷在治疗疾病时，非常注重脾胃的健康。他认为脾胃为后天之本，应随时注意调理和补益脾胃，增强其吸收能力，要避免使用那些过于苦寒、损伤胃气的药物。其常用的补益脾胃的药物有太子参、白术等，因此其上海国医学院的同学称其为"陆太子"。

陆渊雷强调中医治疗应该针对具体的症状和体质，而非仅对疾病进行治疗。他认为一个疾病在治疗过程中，可以用寒热攻补相反的治疗方法；一首方剂在应用时，也可以针对多种不同性质的疾病。陆渊雷还提到古医书中的一些理论暗合现代医学知识，因此他认为可以将中医方剂灵活运用于中西医名称不同的疾病。陆渊雷在临床中擅长使用攻破的方法，也重视虚实兼顾，根据病情的轻重缓急调整治疗方法。

陆渊雷是一位具有远见卓识的中医学者和改革者，在近代中医史上占有重要地位，他的学术思想和实践精神不仅影响了当时的中医界，也为中医学的发展提供了宝贵的经验和启示，为中医现代化和国际化铺平了道路。

参考文献

［1］王振国.中国疫病史鉴［M］.北京：中国中医药出版社，2020.

［2］刘景源.温病学理论传承与实践创新［M］.北京：人民卫生出版社，2019.

［3］郑洪，刘小斌.岭南医学史［M］.广州：广东科技出版社，2021.

［4］张效霞.金元四大家学术思想研究［M］.上海：上海科学技术出版社，2017.

［5］陈仁寿.江苏中医流派［M］.南京：江苏凤凰科学技术出版社，2018.

［6］张志斌.中医古籍疫病文献辑要［M］.北京：中医古籍出版社，2020.

［7］李经纬.中医人物词典（修订版）［M］.上海：上海辞书出版社，2015.

［8］朱建平.中国医学史研究［M］.北京：人民卫生出版社，2022.

［9］王琦.中医疫病学［M］.北京：中国中医药出版社，2020.

［10］王振瑞，李经纬.中国疫病防治史研究的回顾与展望［J］.中华医史杂志，2020，50（2）：65-72.

［11］张志斌，郑金生.中医疫病学理论体系的形成与发展［J］.中

医杂志，2021，62（10）：829-834.

［12］刘更生，张效霞.《肘后备急方》防疫方法及其现代应用研究［J］.中国中医基础医学杂志，2020，26（3）：297-300.

［13］王育林，李怡.《诸病源候论》"乖戾之气"学说与传染病病因认知［J］.中华中医药杂志，2019，34（8）：3385-3388.

［14］陈仁寿.孙思邈"屠苏酒"防疫思想考辨［J］.南京中医药大学学报（社会科学版），2021，22（1）：12-16.

［15］张再良，杨爱东.刘完素"六气皆从火化"理论在温病治疗中的应用［J］.上海中医药杂志，2018，52（7）：12-15.

［16］王凤兰，张明锐.李东垣"脾胃内伤"学说对疫病防治的启示［J］.天津中医药，2020，37（5）：505-509.

［17］黄煌，李小荣.朱丹溪"阳常有余，阴常不足"理论在热病治疗中的价值［J］.中医文献杂志，2017，35（4）：1-4.

［18］谷晓红，赵岩松.叶天士卫气营血辨证对温病传变规律的贡献［D］.北京：北京中医药大学，2016.

［19］刘景源，李菲.吴鞠通三焦辨证体系在湿热疫辨治中的应用［J］.中国中医急症，2019，28（11）：1891-1894.

［20］张福利，孙许涛.王孟英《霍乱论》疫病防治思想探析［J］.中医药信息，2021，38（2）：1-5.

［21］杨金萍，李志庸.张锡纯"中西汇通"思想在疫病用药中的实践［J］.中国中药杂志，2018，43（22）：4526-4530.

［22］程磐基，张苇航.恽铁樵对中医疫病学理论的革新与贡献［J］.中医文献杂志，2020，38（3）：1-5.

后　记

中医药学是中华民族的伟大创造，千百年来护佑着华夏子孙的生命健康。历代医家在抗击疫病的实践中，积累了丰富的经验，留下了宝贵的精神财富。编撰本书，旨在系统梳理中国历代医家抗击疫病的感人事迹与卓越贡献，挖掘其中蕴含的医学智慧与文化精髓，以期启迪今人，弘扬中医药文化，为当代及后世医学发展提供历史借鉴。

本书的编撰工作始于 2023 年，当时正值全球公共卫生领域面临诸多挑战之际。我们深感，回望历史，汲取先人智慧，对于应对现实问题具有重要意义。中国历史上疫病频发，但每一次疫情中，总有无畏的医家挺身而出，以仁心仁术济世救人。从张仲景"感往昔之沦丧，伤横夭之莫救"而著《伤寒杂病论》，到吴又可面对明末瘟疫提出"戾气"学说，再到叶天士、薛雪等温病学家的开拓创新，历代医家以实践与理论相结合的方式，推动着中医学的进步。他们的事迹，不仅是医学史上的闪光点，更是中华民族坚韧不拔、勇于探索精神的体现。

在本书的编撰过程中，我们力求严谨求实，以历史文献为基础，结合医学史研究的最新成果，对历代医家的抗疫事迹进行梳理与解读。本书所选医家，既包括广为人知的大家，如华佗、孙思邈、李时珍等，也涵盖了一些鲜为人知但贡献卓著的地方医家，力求全面展现中医药抗疫的丰富历史图景。在内容编排上，我们以时代为序，突出每位医家的学术特色与临证经验，并附以简要评析，以便读者更好地理解其历史价值与现实意义。

本书凝聚了众多专家学者的心血。首先，感谢各位编委的辛勤付出，他们在繁忙的学术工作中抽出时间，对文稿反复推敲，确保内容的准确性与可读性。在这里特别感谢中医文献研究领域的几位前辈学者，他们的指导使本书在学术上更加扎实。此外，还要感谢出版社编辑团队的精心打磨，使本书能够以最佳的面貌呈现给读者。

中医药学是一座博大精深的宝库，而本书仅是对其中一小部分的探索与呈现。由于历史文献的浩瀚与医学理论的深奥，书中难免存在疏漏或不足之处，恳请各位读者、同行不吝指正。我们期待本书能成为引玉之砖，激发更多学者关注中医药抗疫历史的研究，进一步挖掘其中的智慧与价值。

最后，希望本书不仅能帮助医学从业者汲取历史经验，也能让普通读者感受到中医药文化的魅力。历代医家仁爱、担当、创新的精神，至今仍熠熠生辉。愿我们以史为鉴，传承精华，守正创新，让中医药学在新时代焕发更加夺目的光彩。

《中国历代医家及抗击疫病事迹选编》编委会
2025 年 6 月